鋼のメンタルを手に入れる

ゴリラ式メタ認知トレーニング

精神科医
いっちー

ぱる出版

まえがき

この本は、**「メタ認知」**を身につけて、**「鋼のメンタル」を手に入れる**ための本です。

「〝鋼のメンタル〟なんてありえない」

そう思うのも無理はありません。

なぜなら、〝メンタルを強くしたい〟と思っても、そう簡単にうまくいくものではないからです。

いろいろな方法を試して、多少強くなったように思っても、しばらくすれば元の自分に戻ってしまう、いわゆる「リバウンド」に悩まされている人も多いはずです。

そんなあなたにお伝えしたいことがあります。

どんな思考法も自己啓発法も、**そもそも「メタ認知」がうまく身についていないと、すべて逆効果**になってしまう可能性があるということです。

では、**「メタ認知」**とは何でしょうか。

それは、**「自分を客観的に見る能力」**のことです。


「自分のことなんて、教わらなくてもわかってるよ」


そう思う人こそ、本当はあまりよくわかっていないことが多いものです。

なぜなら、**「客観視」とは、自分一人では絶対に不可能なものだから**です。


あなたは**「本当の自分」**を知っていますか？

「自分の姿を想像してみてください」と言われれば、たいていの人は、鏡に映った自分の姿を想像するでしょう。

しかし、**鏡に映った自分の姿は、じつは「本当の自分の姿」ではありません。**

自分の姿を上手に客観視できるようになって初めて、「本当の自分」を理解できるようになります。「本当の自分」を理解すると、自らの能力を十分に発揮することができるようになり、メンタルも強くなります。

その結果、自信に満ち溢れ、周囲からの信頼も得られるようになります。

そう、「メタ認知」とは、ビジネスや勉強、恋愛に至るまで、あらゆるものの基礎となっているものなのです。

この基礎がうまくいっていなかったり、グラついたりしている人は、何ごともうまくいかずにメンタルが弱ってしまいます。

逆に、「メタ認知」によって「本当の自分」を客観視することができれば、ビジネスも勉強も恋愛も、すべてがうまくいき、「鋼のメンタル」が手に入ります。

それが「メタ認知」というものなのです。

――申し遅れました。わたくし、精神科医の〝いっちー〟と申します。

ふだんは精神保健指定医、日本精神神経学会専門医として何万人もの患者様の支援をさせていただいています。

今回、このように筆をとらせていただいたのには、理由があります。

わたくしこと〝いっちー〟は、臨床の現場で多くの患者様の診療に携わる一方で、ツイッターやYouTubeなどのソーシャル・ネットワーキング・サービス（SNS）を利用して、多くの方の精神・心理に関する疑問や悩みに回答しております。

そんな中、日々の臨床においても、またSNS上においても、患者様のお悩みに共通する「ある事実」が見えてきました。それは、

「みんな思った以上に自分の姿を客観視できていない」

という事実です。

「自己像と現実のギャップ」に苦しんでいる人ほど精神を病みやすく、最悪の場合、自殺にまで追い込まれてしまうこともあります。

しかし、「メタ認知」を身につけ、自分の見え方が変わるだけで人生は変わります。

「今まで自分のことが嫌いだったけど、嫌いな部分も受け入れられるようになりました」
「これまでの人生で初めて、安心して自分らしく過ごせるようになりました」
「子どもの頃にいじめられたことがトラウマでしたが、これからは前が向けそうです」
「食事の味もわからないくらい疲弊していましたが、今ではおいしく食事ができるようになりました」

「夫婦仲がよくなって、妻との離婚の危機を乗り越えられました」
「仕事に行くのが苦痛じゃなくなりました」
「生きててよかったって、思えました」

「メタ認知」を身につけることに成功した患者様やフォロワーの方からは、こんなありがたいお言葉をいただくようになりました。それはもう、本当に嬉しそうに教えてくださいます。

そんなふうに万能な「メタ認知」ですが、何となく難しそうなイメージを持たれたかもしれません。

いったい、この**「メタ認知」はどうすれば身につけられるのでしょうか。**

本書ではこれから、**「ゴリラ」について考えるだけで、簡単に「メタ認知」が身につく方法**をお伝えしたいと思っています。

名づけて、**「ゴリラ式メタ認知」**です。

なぜ、ゴリラなのか。

その理由はおいおいご説明するとして、まずは一つ、あなたにやってみていただきたいことがあります。

次のページの白い枠の中に、あなたがイメージする「ゴリラ」の絵を描いてみてください。

正確に描く必要はありません。できるだけ何も見ずに描いてみましょう。
あなたの中の「ゴリラ」のイメージを具体化することが重要なのです。

さあ、それではペンをとって。

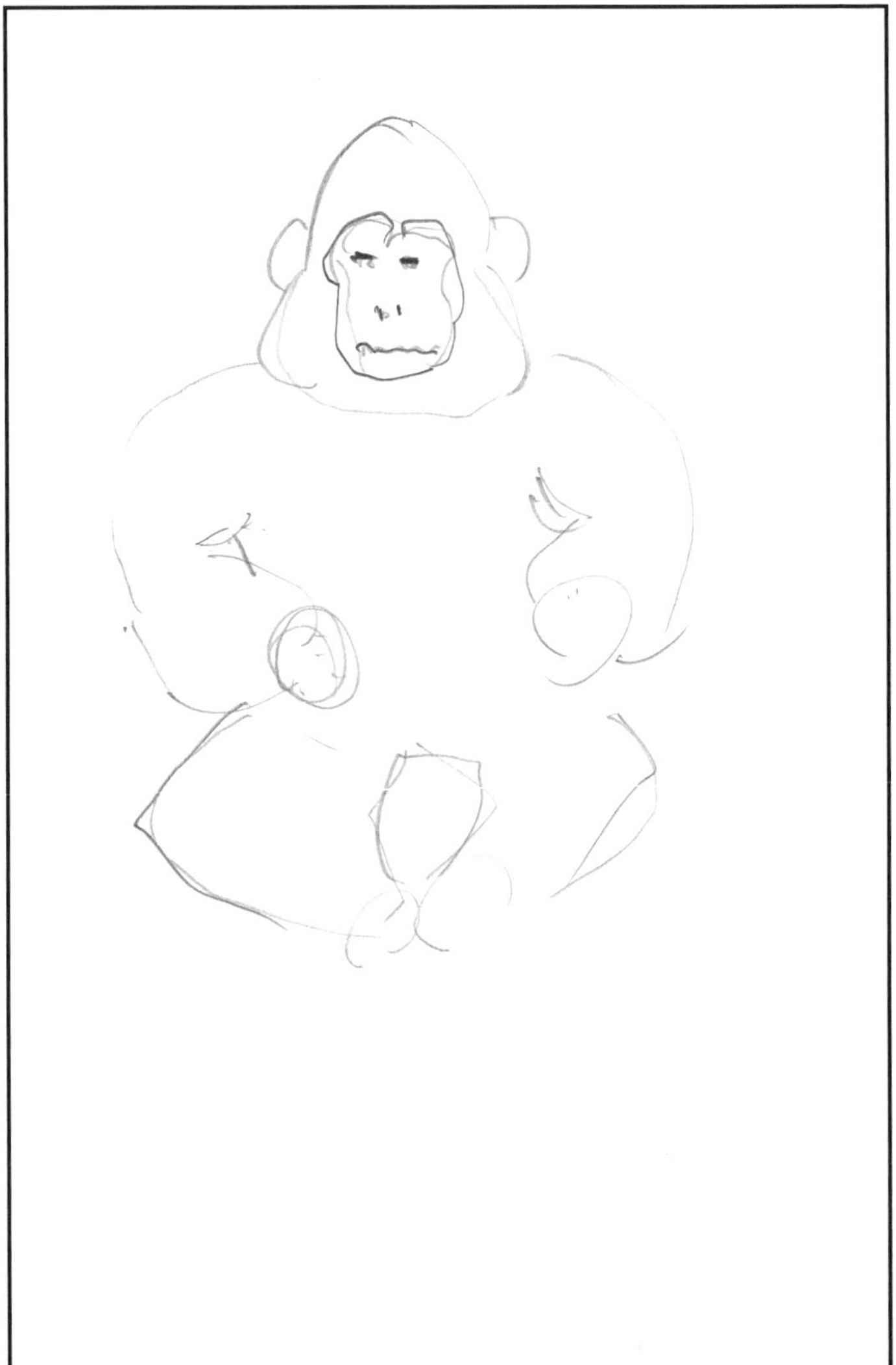

さて、あなたの中の「ゴリラ」は描けましたか？

イメージを具体化するということは、対象を認識する際に、とても重要なプロセスなので、ぜひがんばって描いてみてください。

そして、**この本を読む前には、必ずあなたのゴリラの顔を、ほんの少しでいいので見に来てあげてください。**

「ゴリラ式メタ認知」を身につけるためには、自分の心の中で、あなたのゴリラを具体的にイメージし、対話を重ねる必要があるのです。

対話を重ねるごとに、あなたのゴリラは成長していくことでしょう。

そして、しっかりと育ったゴリラは、あなたがピンチのとき、必ずあなたを助けてくれるようになるでしょう。

さあ、それでは、あなたとゴリラの生活の始まりです！

目次

第1章

「鋼のメンタル」とはなにか

~「鋼のメンタル」を手に入れるために、まずはちょっとメンタルについて勉強しておこう!~

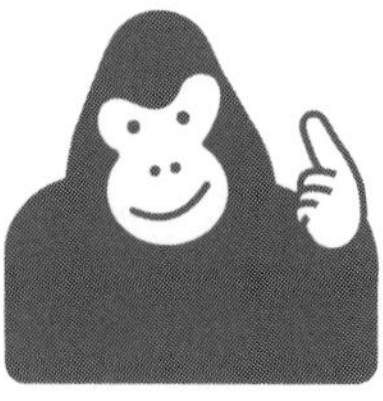

第2章 「メタ認知」とはなにか

～「鋼のメンタル」を手に入れるために、ここから本題の「メタ認知」について勉強していこう！～

第3章

ゴリラと「メタ認知」の関係

~「ゴリラ式メタ認知」っておもしろそうだけれど、なんでゴリラなの?~

第4章

「ゴリラ式メタ認知トレーニング」の実践

〜いよいよ「ゴリラ式メタ認知トレーニング」を実践して、「鋼のメンタル」を手に入れよう！〜

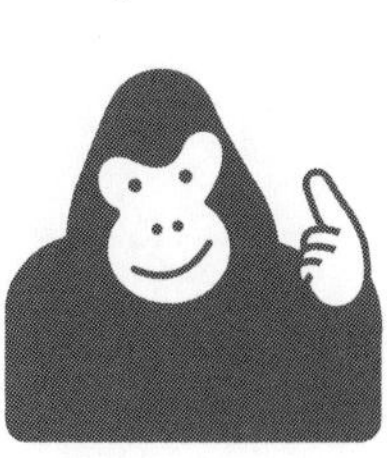

第1章

「鋼のメンタル」とはなにか

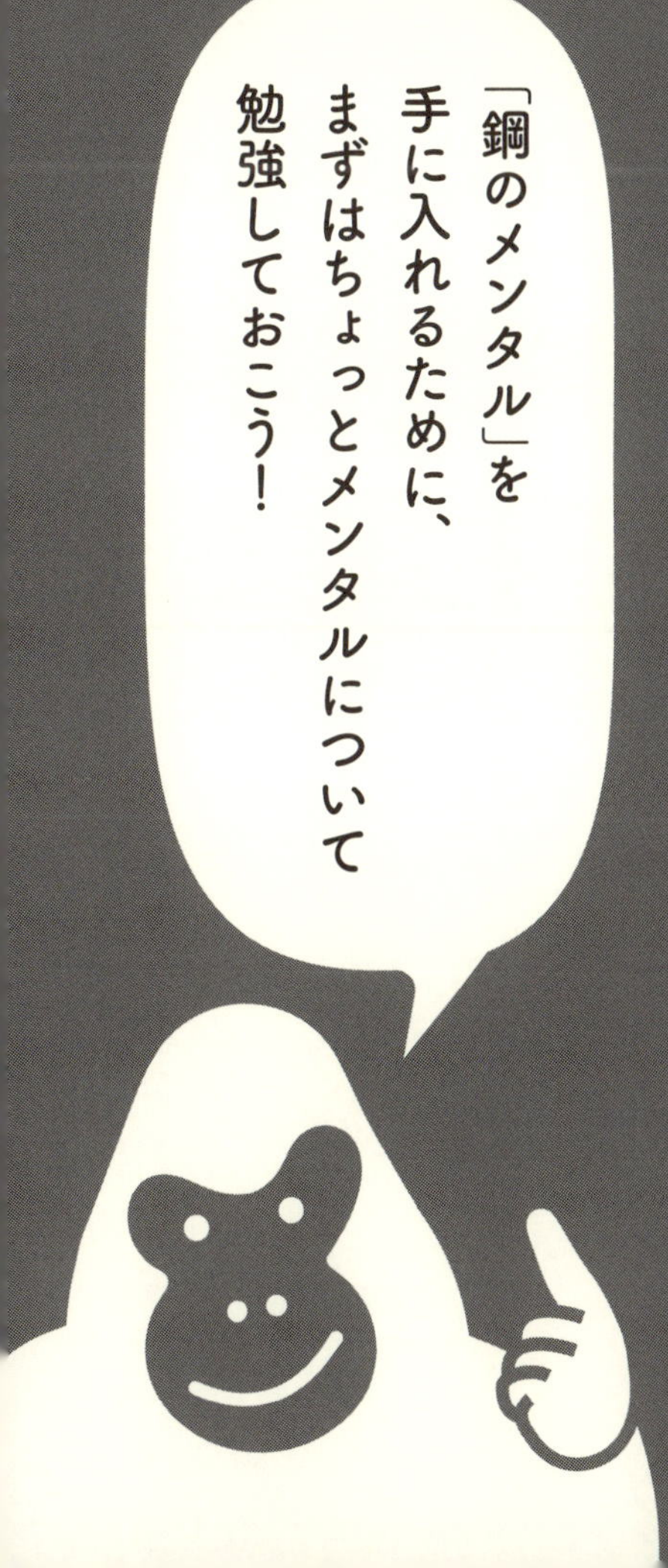
「鋼のメンタル」を
手に入れるために、
まずはちょっとメンタルについて
勉強しておこう！

「鋼のメンタル」ってどういうこと？

さて、これからこの本では、**「ゴリラ式メタ認知」**で**「鋼のメンタル」を手に入れる方法**についてお伝えしていきます。

そもそも、「鋼のメンタル」とはどういうことでしょうか？

「鋼」ですから、なんとなく、強そうな感じがしますよね。

最近、「メンタルが強い」とか、「メンタルが弱い」という表現を耳にすることがあります。そして、精神的にダメージを受けて憂鬱な状態が続いたりすると、「メンタルがやられた」「メンタルを病んだ」などと言ったりすることもあります。

しかし、「メンタルが病む」というのは、医学的にはいったいどのような状態を指すのでしょうか。

「メンタルが病む」という状態は、「精神状態や情緒が不安定な状態」とされます。感情や情緒、気分が〝不安定〟であるということが、〝病んでいる〟状態とされるのです。

一方で、精神的に落ち着いている状態を表すときは、〝安定〟という表現がよく使われます。

喜び、悲しみ、怒り、諦め、驚き、嫌悪、恐怖――。こうしたさまざまな感情の波によって一時的に情緒が乱れたとしても、ブレない自分を安定的に保てることが、精神的な落ち着きの条件なのです。

なお、たとえ気持ちが揺り動かされたとしても、一定のラインを超えることなく、すぐに安定した状態に戻れること、そうした力のことを**「レジリエンス」**と呼びます。

つまり、「心の自己回復力」と言っていいでしょう。

「レジリエンス」がよく働き、心の自己回復力が高い精神状態のことを、この本では「鋼のメンタル」と考えます。

元来「鋼」には、「硬質」で「強固」なイメージがあるかもしれませんが、実際はそれ以上に、「柔軟」で「加工しやすい」という本来の特質を持っています（純度一〇〇％の鉄や金属なんて、ボロボロ崩れて使いモノになりません！）。

このように、「折れない」、そして「崩れない」精神状態を表すには、「強さ」よりも「柔軟性」、あるいは「回復力」「適応力」といった言葉がふさわしいのかもしれません。

人間関係においても、同じことが言えるのではないでしょうか。

強い信念やこだわりを持っている人は、尊敬の対象にもなり得ますが、他人と敵対してしまうことが多いものです。また、細部にこだわりすぎて仕事がスムーズに進まなかったり、仕事に熱心なあまり家庭内で孤立してしまったりすることもあります。

このような場合、本人には問題意識がなくても、周囲に過度なストレスを与え続けた結果、パートナーとの関係が悪化し、それが原因で精神を病んでしまう人も少なくありません。

その反対に、柔軟な人は職場や家庭での切り替えがうまく、周囲への気配りもできるので、敵も作らずのびのびと生活ができるでしょう。

このように、まわりに柔軟に合わせる力を持っている人は、総じてメンタルも病みにくい人が多そうです。

ただし、柔軟すぎる、自分がなさすぎるというのも問題で、自らの意思がなく、まわりの意見に流され続けてしまうと、それはそれでメンタルの崩れにつながってしまいます。

このように、自分を支える「強固さ」と、まわりの環境に合わせられる「柔軟さ」の両方が、メンタルにとっては必要なのです。

この二つの性質をあわせ持つ日本刀のように、**折れない強さと、しなやかな柔軟性を兼ね備えた精神状態が保てる人こそ、本当の意味での「鋼のメンタル」を持った人**と言うことができるでしょう。

これは、何万人もの患者様を治療した経験からも断言できます。

昔の日本では、「努力すれば何でもできる」、「簡単にあきらめるのは本人の意志が弱いからだ」などといったことがよく言われていました。「個人」の資質や能力に価値が置かれ、そのために過労死や精神病への理解が進まず、先進国における自殺者ワースト一位という汚点も生まれてしまいました。

しかし、最近では「人間の能力は環境や立場で簡単に変わる。個人の力で何とかできる範囲は意外と小さい」ことが理解されつつあります。個人に対する過剰な期待や権力の集中は、精神的なストレスとして跳ね返り、精神疾患である「適応障害」という病気の引き金にもなってしまうのです。

人間のキャパシティには限界があり、得意なこと、苦手なことにも個人差があります。自分のキャパシティを超えた仕事や苦手なことばかりをさせられる環境にかじりついて仕事をするよりも、自分に適した環境を選んで働くほうが、充実した生活を送れることでしょう。

そう考えると、どうやら「鋼のメンタル」を手に入れるためには、精神論や思考法といった自分の内面だけを変えるのではなく、まわりの環境や人間関係をも調整する必要があるようです。

どれだけ柔軟でしなやかな思考を持っていても、つねに負荷がかかる環境に居続けると、いつかは心が折れてしまうかもしれません。

そうならないために、ときには冷静に自分の置かれている状況を客観視し、自己評価することが必要になります。

脅威となるようなストレス源が現れた場合、危機を察知し、それを回避するためにその場から逃げることも立派な能力です。状況を改善し、道を切り拓いていくことで自分自身を「安定」した状態に保ち続けることができるのです。

しかし、すでに精神のバランスを崩してしまっている人は、この危機察知の能力が極端なほど低下してしまいます。

イラストレーターの汐街コナさんが、二〇一六年一〇月二五日、「昔、その気もないのにうっかり自殺しかけました。」と題する、過労自殺についての漫画をツイッターに投稿し、一〇万リツイートを超えて大変話題になりました(1)。

この漫画で多くの共感を呼んでいるのは、「過労が溜まると、『死ぬくらいなら辞める』ということすら考えられないほど判断力が低下してしまう」という点です。判断力があるうちは、仕事を辞めるという選択肢も当然考えられるわけですが、長時間労働を続けていると、思考力も判断力も麻痺し、辞めるという選択肢が見えてこなくなる。自らの経験をふりかえって汐街さんはそう言っています。

人間はあまりに過酷な環境に居すぎると、自分をその環境で生かすために自分を騙し、

「こうなったのは自分のせいだ。仕方がない」と無理やり納得させて自分を守ろうとします。

このような自己暗示的な考え方を、「学習性無力感」と呼びます。

この思考回路は、戦時中などの極限状態において、過酷な環境でも人間が生きのびられるよう、精神を保つために進化の過程で身につけたものです。これ自体は、生き残るという目的のうえでは重要な役割を果たしますが、現代日本の社会構造においては、それが利用され、文字通り「死ぬまで人を働かせる」ような、とても巧妙なシステムが設計されているのです。

学校でも職場でも、「自分で考えて動く」能力は奪われ、思ったことを自由に発言することすら許されない環境を強要されているにもかかわらず、わたしたちはそれに慣れ、疑問を抱けないように教育されています。

メンタルヘルスの観点において言えば、現代の日本社会は、「生きづらさが蔓延し、危険を孕んだ社会」と言えます。何も考えずに生活していると、いつの間にか誰かが意図的に掘った落とし穴に落ちてしまうかもしれないのです。

わたしたちの生活も、いつ、このような脅威に脅かされるかわかりません。

そんなとき、自分に迫っている脅威を速やかに察知し、すぐさま安定した状態を取り戻せる素質がある人のことを「鋼のメンタル」を持つ人と呼び、そのために発揮されるスキルこそが、これからお伝えする「メタ認知」なのです。

この節のまとめ

- 「鋼のメンタル」とは、心の自己回復力の高い精神状態のこと。
- メンタルは「硬すぎ」ても「柔らかすぎ」てもダメ。
- 人間は過酷な環境に居すぎると、判断力さえ奪われ、自分からラクな選択肢を消してしまう（学習性無力感）。
- 鋼のメンタルを手に入れるための技術が「メタ認知」。

どうすればメンタルは強くなるのか？

さて、前節では「鋼のメンタル」についてご説明し、「メンタルが強い」とは、「感情が揺り動かされても、すぐに安定した状態に戻せる自己回復力（レジリエンス）が高い状態」である、とお話しさせていただきました。

では、具体的にどうすれば、レジリエンスを高めることができるのでしょうか？

レジリエンス、すなわち「心の自己回復力」は「逆境力」や「折れない心」など、さまざまな言葉で表現されます。アメリカ精神医学会（ＡＰＡ）では、**困難や強いストレスに直面しても適応できる精神力と心理的プロセス**のことを「レジリエンス」と呼んでいます。

このレジリエンスは、生まれ持った才能や資質ではなく、後天的に身につけることが可能であることがわかっています。

レジリエンスが注目され始めたのは、第二次世界大戦のホロコースト生存者を対象とした研究がきっかけとされています。

研究では、戦争孤児がどのような人生を送ったかが追跡調査されました。孤児たちの中には、戦争のトラウマや不安にさいなまれ、生きる気力さえ持てなくなった人たちがいる一方、辛い経験を乗り越え、幸せな家庭を築いている人たちもたくさんいたのです。(2)戦争孤児として同じように辛い経験をしたにもかかわらず、どうしてこのような違いが生まれるのでしょうか?

研究結果によれば、逆境を乗り越え、幸せな人生を送ることのできる人たちは、ものごとを〝**柔軟に考えることができる**〟という共通の傾向があったことがわかりました。

柔軟な発想を持つことができると、ものごとをポジティブにもネガティブにも受け止めることができます。どんなに苦しい状況でも〝ポジティブな面〟を見出せる力、たとえ逆境にあっても、「それでもなんとかなるだろう」と、ある意味楽観的に受け止められる力を持つ人たちは、辛い経験やトラウマを乗り越えることができるのです。

レジリエンスは、いくつもの要素が重なり合った結果できあがる複合的な産物です。家族や友人と思いやりのある関係を持つことや、安心できるコミュニティに所属することなど、さまざまな要素が絡まり合い、お互いに支え合いながら育成されていきます。

レジリエンスを向上させる要素として、ＡＰＡは次の一〇項目を挙げています。（3）

①Make connections（あたたかい関係を築くこと）
②Avoid seeing crises as insurmountable problems（問題を克服できないと思わないこと）
③Accept that change is a part of living（変えられることと変えられないことがあると受容すること）
④Move toward your goals. Develop some realistic goals（現実的な目標を立てて進もうとすること）
⑤Take decisive actions. Act on adverse situations as much as you can（自分で決断をすること）
⑥Look for opportunities for self-discovery（失敗しても、そこから学ぼうとすること）
⑦Nurture a positive view of yourself（前向きな考え方を自分で賞賛すること）
⑧Keep things in perspective（長期的な視野が持てること）
⑨Maintain a hopeful outlook（希望を抱き続けること）
⑩Take care of yourself（自分をいたわってあげること）

これらを覚えておくことで、もしも辛い経験をして立ち直れそうにないと思ったときに、どうすれば回復できるのか、レジリエンスを高めるために自分に何が足りないのかが、理解できるかもしれません。

なお、レジリエンスを高めるために必要なことのうち、もう一つ大切なのが、**「辛いときには誰かにヘルプを出す」**ことです。

人は苦境に立たされると、視野が狭まり、行動の選択肢も自ら狭めてしまうことがあります。そんなとき、きちんと誰かに助けを求めることは、意外と難しいものなのです。

必要なときに必要な助けを求めるためには、家族や友人はもちろん、周囲のさまざまな人との関係性が重要になります。

たとえば、自助グループ（共通の問題や悩みを抱えた人が集まり、運営しているグループ）などの集まりでは、自分と同じように苦しむ人の話を聞くことで救われるということが多々あります。逆境を経験しているのは自分だけではないと〝共感し合う〟ことで、人は安心し、立ち直るきっかけを得ることができるのです。

また、さまざまな思想や感情がこもった本や文章などを読んで〝他人のストーリー〟に触れ、共感できる情報に出会ったとき、レジリエンスが高まるとも言われています。

つまり、他人とのあたたかい関係性の中で共感を得ることにより、レジリエンスが高まっていくのです。


こうしたコミュニティについては、厚生労働省やさまざまなNPO法人がインターネットなどを通じて情報を発信していますし、カウンセリングを行う心理士やメンタルヘルスの専門家も、逆境の中で苦しむ人たちのために背中を押してくれます。

日常生活に支障をきたすような困難を感じた場合、いち早く専門家にヘルプを出し、頼ることができるかどうかで、その後の人生が変わってしまうこともあるのです。


こうした専門機関やコミュニティなどは、初めて利用する際には不安を感じることもあるでしょう。それでも、〝柔軟に〟自分に必要な支援やサービスを選び取る力は、生きて行くためにとても大切な〝回復力〟なのです。

辛いときほど「一人でなんとかしなければならない」と思ってしまいがちですが、じつはそんなときこそ「一人にならないようにする」ことが、レジリエンスの本質なのです。

レジリエンスは、現代社会のさまざまな分野で注目されています。

多くの企業リーダーを輩出しているプライスウォーターハウスクーパース（ＰｗＣ）を運営するジェシー・ソストリン氏は、レジリエンスを身につけることについて、問題解決能力を向上させ、イノベーションを起こすための必要不可欠な要素であることを、著書『The Manager's Dilemma』で主張しています。

人生に逆境はつきものですが、逆境を積極的に活用して、自身のレジリエンスを強化することの重要性を訴えているのです。

逆境を逆手に取って、レジリエンスを身につけた、素晴らしい例があります。

アフガニスタンの戦地で両足を失い義足となったハリ・ブッダ・マガル氏という人がいます。彼は、両足を失った直後、完全なる喪失状態で、「何をすればいいかわからなくなった」と語っていたそうです。

しかし、仏教徒でもあるマガル氏は、心を柔軟にし続けられるよう訓練を続け、その結果、「わたしの才能は足ではなく心にある」、「そこまで多くを失ったわけではない」と語れるようになるまで精神を回復させたといいます。

そして今では、同じように怪我と戦い苦しむ退役軍人の精神的な回復を指導しながら、エベレストへの登頂に向けトレーニングを続けているそうです。

マガル氏のあり方こそが、「レジリエンス」の考え方そのものと言えるものでしょう。

実際に、わたしたちの人生には、ときにさまざまな壁が立ちふさがります。しかし、その壁を乗り越えることによって、人間として大きく成長するきっかけも生まれます。

乗り越えられなかった壁は「コンプレックス」として、その後の人生につきまとうかもしれませんが、そんなとき、レジリエンスを高めておけば、コンプレックスから目をそらさずに、自分をよりいっそう高める糧として利用することができるのです。

人間は、海に浮かび波に揺られている筏《いかだ》のようなもので、大きな感情の波や嵐が押し寄せると、たちまち飲み込まれてしまいます。

感情はつねに揺れ動くものですから、ずっと〝幸せな状態〟で居続けることはできません。また、「喜び」や「幸福」は「苦痛」や「不幸」と相対関係にあるものなので、どんな人間も、大嵐によって感情を揺さぶられるようなときがあるものです。

しかし、その嵐さえも、高いレジリエンスを身につけておけば、〝起こるべくして起こったもの〟として受け入れ、耐えることができるだけでなく、それを乗り越えて、より強い自分を手に入れることができるようになります。
そのために、人はレジリエンスを鍛えておく必要があるのです。

- 心の回復力「レジリエンス」は後天的に身につけることができる。
- 柔軟に考えること、あたたかい人間関係の中で共感を得ること、困ったときにヘルプを出せること、その他さまざまな要素によってレジリエンスを高めることができる。
- 人間の感情はつねに揺れており、幸福であり続けることはできない。次に来る感情の揺れに備えて、レジリエンスを鍛えておこう！

あなたが自分で思うより人から嫌われていないという〝証拠〟

あなたは、自分に自信がありますか？

多くの人は、あらためてそう聞かれると、「そんなことはない」「自分はダメな人間だ」と答えることでしょう。

このような答えは、日本人らしい〝謙虚さ〟ゆえに見られるものでもあります。

職場でも家庭でも学校でも、謙虚にふるまうことが美徳であり、和を乱さず、過度な自己主張をしないことが大切であると教えられます。

謙虚であること自体は、もちろん悪いことではありませんが、一方で、この価値観が植えつけられているがゆえに、いつまでも自己評価を高めることができないというのも、真実なのです。

わたしたちは幼いころから、周囲と比較されながら育ちます。

「となりの○○ちゃんは、かけっこで一番を取った。あなたもがんばりなさい」
「同じマンションの××くんは、テストで学年一位を取った。あなたもがんばりなさい」
「いとこの△△ちゃんは、国立大学に入った。あなたもがんばりなさい」

自分の得意・不得意にかかわらず、周囲と比べられ、自分よりもずっと高い目標に向けて駆り立てられるといったことは、もはやわたしたち現代人の日常です。

こんなふうに過ごしてきた結果、まわりと比較することでしか、自分の立ち位置を確認できず、ひいては自分を満たせなくなっている人も多いように思います。

そうなると、他人の優れている面ばかりが目について、「あの人に比べて自分はダメな人間だ」と自己嫌悪に陥り、自己評価が低くなる傾向が日本人には見られます。

内閣府が発表している「令和元年版　子ども・若者白書（全体版）」からも、日本の若者は諸外国に比べて顕著に自己肯定感が低いことがわかります。

一三歳～二九歳を対象にした意識調査において、日本の若者で「自分自身に満足している」と回答した割合は、「そう思う」一〇・四%、「どちらかといえばそう思う」三四・七%で、合計しても四五・一%と半数を下回っています。

また、「自分に長所がある」と感じている割合は、「そう思う」一六・三％、「どちらかといえばそう思う」四五・九％、合計六二・二％と、平成二五年度の調査時の六八・九％よりも低下していました。

そして同調査では、こうした若者の自己肯定感の低さには、自分が役に立たない存在であると強く感じる自己有用感の低さが関連しているという指摘もあり、これは諸外国には見られない、日本の若者独自の傾向であることが示されています。(4)

日本では、若者の自殺率の高さがたびたび議論になっていますが、この日本人独特の自己否定的な空気感こそが、自殺のもっとも大きな要因であり、多くの人の命を奪う、本当の意味での「病気」であると言えるでしょう。

わたしがふだん、精神科で多くの患者様を診療する中でも、自分のことを「醜い」「汚い」「怠惰だ」「甘えている」などと言う方がたくさんいらっしゃいます。

しかし、断言しますが、客観的に見て、ご自身が思っているほど「醜く」も、「汚く」もなければ、「怠惰」でも、「甘え」ているわけでもありません。

自分のことを、「何もできないダメな人間だ」、「甘えている怠惰な人間だ」と言う人の多くが、優しくて真面目で、まわりに対する配慮を常に忘れない、繊細な方です。

それではなぜ、自分のことをそのように考えてしまうのでしょうか。

それは、「ストイックすぎるから」です。これまで周囲から押しつけられてきた「理想」や「高すぎる目標」を従順に受け止め、それらをすべてかなえた**「完璧な自分」をストイックに目指してしまう**のです。

しかし「完璧な人間」なんて、実際には存在しません。それなのに、存在しえない「完璧な自分」を求めてしまうことで**「完璧な自己像」と「現実」のギャップに苦しめられ、結果的に精神を病んでしまう**のです。

しかし、ほとんどの人は、自分で考えるよりも他人からの評価が高いものです。これは、科学的根拠をもとに証明されてもいます。(5)

米コーネル大学や米ハーバード大学などで心理学や行動経済学について研究を行うエリカ・ブースバイ氏らによって、「会話の相手が自分をどう思っているのか」という評価について、本人と相手の間にギャップが生じていることが明らかとなりました。

この研究では、初対面のペアに対し、まず「出身は?」「趣味は?」といった緊張を和らげるための典型的な質問をお互いに行ったあと、会話終了時に「あなたは会話の相手のことをどのくらい好きになったか」「会話の相手は自分のことをどのくらい好きになったか」ということについて評価してもらいました。

その結果、「相手が自分のことをどのくらい好きか」という自己評価は、実際の「相手が自分をどのくらい好きか」という評価よりも低くなっていました。

会話中の様子を録画した映像を分析しても、会話中に人は、相手の「興味」や「楽しさ」を示す振る舞いが「見えにくくなっている」ことも明らかになっています。

知らない人と会話をしたときに、本当は相手も会話を楽しんでいるにもかかわらず、相手はつまらないと感じているように考えてしまう現象を、研究者らは「認知の錯覚」と呼んでいます。こうした「認知の錯覚」は、時間の経過とともに変わるものではなく、自己評価として、長く自身の中に残り続けることも同様に明らかになっています。


この研究からは、人は相手から拒絶されて傷つくことを恐れ、あえて低い自己評価を作り上げて自分を守ろうとする、ある種の防衛機能が備わっていることがわかります。最初から嫌われていると思っていれば、あとで嫌われていることがわかるよりも、ショックが少ないからでしょう。

しかし、**自分が考えているよりも相手は自分を好ましく思ってくれています**。多くは無用な心配なのです。

人間は、まわりに好かれているか嫌われているかを無意識下でつねに気にしながら、アンテナを張りめぐらして生きています。この能力は、群れを維持していくために必要なものであり、進化の過程で培われた、とても重要な能力でした。

しかし、このアンテナは精度が非常に敏感なわりに、やや曲がった情報として察知しやすいということを、頭の片隅に置いておいてほしいと思います。

- あなたは自分で思うよりもまわりに好かれている。
- 人間は会話をしているとき、相手が本当はどう思っているかわからない。
- 人間は自己防衛のために自分を「過小評価」しがち。
- まわりからの評価を察知するこの能力は「群れ」を維持するために培われたが、このアンテナは狂いがちでもある。

人間はどうして自分を「過大評価」してしまうのか？

さて、前節では自分を「過小評価」してしまうことについてお話ししましたが、今度はその逆に、「過大評価」してしまう場合について考えてみましょう。

「無能な人ほど自分を過大評価する」という考え方を聞いたことはありませんか？

これは「ダニング＝クルーガー効果」という心理効果が拡大解釈され、「能力の高い人ほど自分を過小評価するが、能力の低い人は自分を高く評価する傾向にある」という文脈で広く使われるようになったものです。

ダニング＝クルーガー効果は、イグノーベル賞の心理学賞を受賞するほど、有名な研究です。しかし、このダニング＝クルーガー効果に対する解釈が〝間違って〟伝わっていることも、近年明らかになっています。

正確には、この心理効果は**「無能な人だけでなく、どんな人にも起こり得る」**のです。

ダニング＝クルーガー効果は、デイヴィッド・ダニング氏とジャスティン・クルーガー氏という二人の研究者が一九九九年に定義づけたものです。(6)

二人の論文では、「能力のないグループの人ほど自己評価を間違いやすい傾向が見られる」とたしかに結論づけられていますが、じつはこの効果は、程度の差こそあれ、能力に関係なくほとんどすべての人に見られることも、同時に示されているのです。

それにもかかわらず「愚かな人だけが自分を過大評価する」と誤った解釈をしてしまうと、人は自身に対して正当に批判的思考をする機会を逃してしまう可能性が出てきます。

そして、皮肉なことに、これもまた思い込みによるダニング＝クルーガー効果の一部と言えるのです。

また、この心理効果は対象者の「知識量」や「ナルシズム的性格」にも影響されることも明らかになっています。

人間はその分野についての知識が少ないほど、まったく知識を持っていなかった自分と比較して、少しだけ知識を持った自分に対する自信が大きくなります。比較対象としているのがまったく知識がない人ですから、当然と言えば当然なのですが……。

しかし、知識量がある一定のラインを超えると、「自分の知らない知識がどれほど存在するのか」が見えてくるようになり、自分よりも多くを知っている本物の専門家が、どれほどすごいのかを理解することができるようになるのです。

先ほどの「過小評価」のこともあわせて考えてみると、人間は**自分の「能力」に対しては自信過剰になりやすく、自分の「評価」に対しては自信を喪失しやすい**、ということがわかります。人は、自分の自己像を正しく理解しようとしても、なかなかうまくいかない生き物なのです。

近年、ヨーロッパやアメリカを中心に、〝反ワクチン派〟と呼ばれ、ワクチン接種を否定する人たちが増えています。ここではこれらの主義・主張について議論はしませんが、ワクチン接種に関して、「ワクチンについての知識が乏しい人ほど、自分は医師よりも多くの知識があると思う傾向がある」ことが最近の研究で示されています。(7)

反ワクチン派の人々が反ワクチンを主張する大きな理由の一つが、「ワクチン接種により自閉症になる」という説を信じている点です。

先ほど述べたように、ワクチン接種の是非についてはここでは触れませんが、少なくとも「ワクチン接種と自閉症に関連がある」という説が間違いであるということだけは、結論づけられています。

　ことの発端は、一九九八年にイギリスの医師アンドリュー・ウェイクフィールド氏が「自閉症は新三種混合ワクチン（ＭＭＲワクチン）によって引き起こされる」という論文を発表したことでした。そこからワクチンの安全性に対する不安が広がり始めたのです。

二〇一〇年にはその論文が間違いであったと撤回されたものの、それ以降ワクチン接種率は大きく下がり、論文が撤回された現代にもその影響が残っています。

　この問題を解決するため、デンマークでは一九九九年から二〇一〇年の間に生まれた子ども六五万七六八一人を対象に、一歳から二〇一三年八月三一日までの追跡調査を実施しました。その結果、ワクチン接種を受けた子どもは全体の九五％で、自閉症であると診断された子どもは六五一七人でした。

　そして、この診断の割合は、ワクチン接種を受けている子どもと、そうでない子どもとの間に大きな差が認められなかったことから、「ＭＭＲワクチンが自閉症の原因である」という主張は正しくないことを示しています。

　くどいようですが、これは「ワクチンには害がない」ということを主張するものではありません。

ですが、反ワクチン派の人ほど、このような科学的根拠のある反対意見や知識を意図的に避けていることも論文中では示されています。これも、一種のダニング＝クルーガー効果の一例と言えるでしょう。

「自分の主義主張に反した内容は、たとえ正論であっても受け入れたくない」という心理は、誰もがなんとなく肌感覚でわかるのではないでしょうか？

しかし、このように考えてしまうことを「非合理的だ」と軽蔑することも、わたしは間違っているだろうと思います。

人間にはなぜ、このような「思考の偏り」が生まれてしまうのでしょうか？

反ワクチン派も、過激な政党批判をする人も、特定の国を侮辱する人も、みな間違っているとは言いませんが、思考が極端に偏っているということは言えるでしょう。

このような思考の偏りが起こるのも「メタ認知」が関与していると、あたらしい研究は示しています。(8)

英ロンドン大学の認知神経科学者であるスティーヴ・フレミング氏によると、「極端な思想を持つ人は、そうでない人に比べて、客観的な答えの有無や周囲の正誤の判断にかかわらず、自分の思想について大きな自信を持っている」ということがわかっています。

この自信の違いが「メタ認知」、つまり「自分を正しく認知する能力」の差によるものなのです。

調査によれば、極端な考えを持つ人ほど、質問に対する答えが、たとえ間違っていたとしても、自信を失いにくいこと、そしてメタ認知がうまくできておらず、自分を正しく認知できていないことが示されました。

過激な考えを持つことがメタ認知に影響するのか、それともメタ認知がうまくいっていない人ほど過激な考えになるのか、現時点では因果関係を決定することはできません。

しかし、人間の信念や思想の形成に、メタ認知が大きくかかわっていることは間違いないのです。

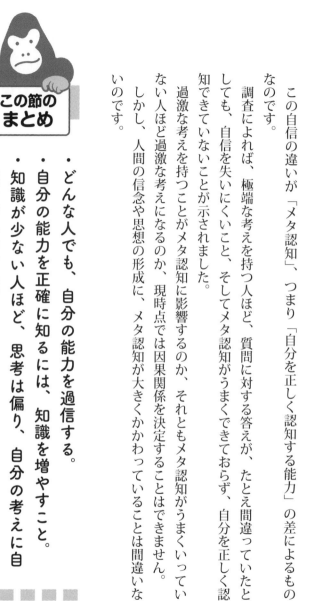

この節のまとめ

- どんな人でも、自分の能力を過信する。
- 自分の能力を正確に知るには、知識を増やすこと。
- 知識が少ない人ほど、思考は偏り、自分の考えに自信を持ちやすい。
- 思考の偏りには、メタ認知が大きくかかわっている。

「鋼のメンタル」のために、ちょっと〝悟り〟を開いてみない？

ここまで、人間の「メンタル」について、さまざまな話をお伝えしてきました。

人間の精神状態というものは、個人の内面の問題だけでなく、周囲の環境も複合的に絡み合って成り立っているということは、理解していただけたかと思います。

人によって育った環境も違えば価値観も異なりますから、すべての人にぴったりと当てはまるメンタルヘルス法が存在するとは思えませんし、逆に、たったひとつの方法論だけに依存してしまうのは危険であるとも言えます。

そのため、この本では、**どんな精神論や思考法にも応用可能な、人間の考え方の「基礎」**についてお伝えしたいと思っています。

ここでちょっとご紹介したい人がいます。

おそらく世界でもっとも有名な哲学者の一人である〝ブッダ先生〟です。

〝ブッダ〟と言えば、仏教の開祖で、まるで神様のようなイメージがあるかもしれませんが、本人も自分で語っているとおり、〝ただの人間〟です。

仏教が宗教としてこれほど世界中で広がった理由の一つが、その〝メンタル・コーチング・スキル〟にあります。

現代の日本では、〝宗教〟と聞くと、自分とは縁遠いもので、近寄りがたい印象があるかもしれません。しかし、始まったばかりの仏教は、宗教というよりも、ブッダを中心としたサークル活動、あるいはグループ・カウンセリングの場と考えてみると、しっくりくるかもしれません。

当時、困ったことやわからないことがあると、ブッダの知恵や思想を頼りにたくさんの人がブッダのもとを訪れ、ブッダと対話をすることで癒されていきました。

ブッダはある意味、王様から市民までをクライアントとした、カリスマカウンセラーだったのです。

そんなカリスマカウンセラー＝ブッダによるメンタルヘルスの極意の一つに、「中道」という考え方があります。

簡単に言えば、「ただがむしゃらにがんばっても成功するとは限らない。何ごともバランスを考えながら対処することが大切ですよ」という考え方です。

がんばりすぎるといつか限界が訪れます。しかし、怠けてばかりだと、生活は困窮し、人は離れ、あらたな苦しみを生みます。ブッダは「怠けすぎもがんばりすぎも、どちらも苦しみのもと。両極端な考え方や行動はダメ」と教えています。


人間は「楽」に偏っても、「苦」に偏ってもよくありません。この**「両極端をやめてバランスを保つ」ことこそ、人間のメンタルを安定させる〝極意〟**なのです。

極端な考え方の招く弊害については、先にご紹介したとおりです。人はメンタルのバランスが崩れるほど、両極端な考えをするようになってしまいます。


「わたしの顔は世界でいちばん醜い」

「自分は世界でもっとも不要な人間だ」

「会社に行くか、死ぬか。そのどちらかしか自分には残されていない」

精神科の外来ではこんな話をよく耳にします。

しかし、いずれの場合も考え方が非常に〝極端〟です。他人から見れば滑稽にさえ思える極端な悩みですが、当事者からすれば、まさに死活問題です。

このような極端な思考は個人の考え方の問題だけでなく、周囲の環境やトラウマなどの影響も関わっていて、避けようとしても避けられないのかもしれません。そしていつの間にか極端な思考に陥って、そのことに本人だけが気づかない状態なのです。

この**極端な考え方を自分で修正し「中道」に引き戻すために必要な能力こそが「客観視」であり、この本でお伝えしている「メタ認知」**なのです。

ブッダに話を戻すと、じつはブッダは、もともといわゆる〝メンヘラ〟でした。

ブッダは王族の子として生まれ、何不自由のない生活を送っていましたが、幼いころから心身ともに虚弱で、いつも悩んでばかりいました。

結婚して子どもが生まれても、「人間には老化や病気や死のように避けられない苦しみがある。それなのに、どうやって生きていけばいいのだろうか?」と、つねに悩みを抱えていました。

そして、いろいろと〝こじらせ〟た末に、妻子を残して出家し、厳しい〝修行〟という名の自傷行為にチャレンジしていきます。

一日中片脚で立ち続けたり、逆さに吊るされ続けたり、失明の危険も顧みず太陽を見つめ続けるなど、過酷な修行を何年にもわたって繰り返していましたが、それでもブッダの悩みは解決せず、悟りを開くこともできませんでした。最終的には拒食に走り、何日も飲まず食わずの日々が続いた末に、ついにブッダは、「こんなことをしていても、なんの意味もないな……」ということに気づき、本当の「悟り」に至ったのです。

ブッダは王族としての「楽」すぎる生活や、修行による「苦」しすぎる体験をもとに、「楽」に偏っても「苦」に偏っても、どっちもツライということに気づきました。

そして、**人間のメンタルのバランスをもっとも安定させるのは「中道」である**という考えに至ったのです。

この「中道」という考えを基本にした〝仏教〟というメンタルヘルス法は、海を越えてミラクルメガヒットとなりました。

二五〇〇年という時を経た現代でも、その考え方は支持され、さまざまな流派が生まれましたが、その教理の核心である「中道」という思想は変わりませんでした。

だからと言って、「じゃあ鋼のメンタルのために、皆さんも今から悟ってみましょう！」と言われても、そう簡単にできるものではありませんね。

そこで、**誰でも練習次第で簡単に悟りに近づける「メタ認知」を身につけることで、「鋼のメンタル」を手に入れよう**ではありませんか！

メタ認知は技術です。日々の考え方を少し修正するだけで習得できます。

ただ、「絶対にメタ認知を身につけなければ！」という強迫観念にとらわれてはいけません。それ自体、仏教で言う「苦」を生んでしまいますから。

それでは次章からは、できるだけラクに鋼のメンタルを手に入れられるように、「メタ認知」について、よりくわしく解説していきます。

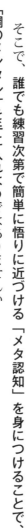

この節のまとめ

- 人間のメンタルは本人の問題だけじゃなく、まわりの影響を受ける。
- ブッダは〝元メンヘラ〟のカリスマカウンセラー。
- メンタルヘルスの極意とは「極端を捨ててバランスを保つ」こと。
- ラクして悟りを開くためにメタ認知を身につけよう！

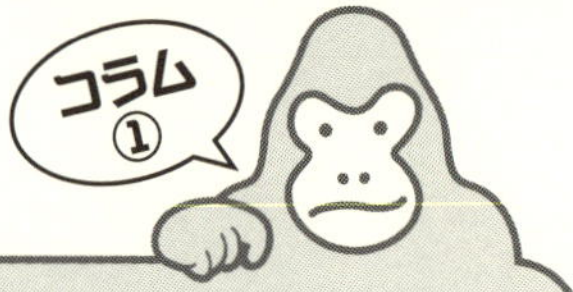

お金があれば人は「幸福」になれるのか？

結論から言えば、お金はありすぎても、なさすぎても、幸せは遠のきます。

それはなぜでしょうか。

「お金がなければ幸せになれない」という考え方は、現代の日本では共通の認識になっているものでしょう。経済的に余裕がなければ、身を粉にして働かなければならず、長時間労働により体を壊したり、精神的にも追い詰められたりして、心身ともに不健康な状態になってしまうと言えるでしょう。

二〇一五年九月に発表された厚生労働統計協会による論文でも、性別に関係なく、低収入であることは、メンタルヘルスの不調と関連しやすいことが明らかになっています。（①）

一方で、お金持ちはどうでしょうか？

お金があれば生活にも余裕があり、買いたいものも買えますし、健康管理も十分にできますから、心身ともに満たされて幸せな状態であると思われるかもしれません。

しかし、実際にはそうとは限りません。

米プリンストン大学の調査によれば、人間の〝生活に対する〟満足度は、年収が増えるにつれて高まっていきますが、いわゆる『幸福度』は、一定の収入を超えると、必ずしも上昇しなくなることが明らかとなっています。②

調査結果では、年収約七万五〇〇〇ドル（日本円にしておよそ八〇〇万円）までは、年収が増えるほどに幸福度は上昇し、悲しさやストレスが減少します。しかし、それ以上になると、幸福度は上昇しにくくなるのです。

日本でも、大阪大学で行われた調査において、世帯所得五〇〇〇万円までは幸福度が上昇するものの、一五〇〇万円以上になると、逆にマイナスに転じることが示されています。

なぜ、このような結果になるのでしょうか？

それはひとえに、年収が高い人ほど別の悩みが生まれやすいからです。

高い年収を維持するためには、当然人より努力をしなければなりません。また、家族や友人と過ごす時間は削られ、ストレスも多くなります。防犯や周囲からの視線も気になるようになることも多いでしょう。

そして、高級車やブランド品など、たとえ欲しいものが買えたとしても、こういったものは〝買った瞬間〟しか、人間に幸福感を与えないのです。

人間は、〝成功した瞬間〟にもっとも幸福を感じる生き物です。欲しいものが手に入ると、その瞬間にこそ幸福のボルテージは最高潮に達しますが、この幸福度は長続きせず、すぐに縮小してしまいます。

よく、「プリンは一口目が一番おいしい」と言われるように、人間は同じ刺激を味わい続けるだけでは幸福ではいられないのです。

また、二〇一八年四月に発表された研究によれば、一度に多くの財産を失う経験をした人は、死亡率が五〇％も増加し、二〇年以内の死亡率が高まることも明らかになっています。③

人は多くの財産を持つことで、同時にその財産が生み出すストレスにさらされつづけることになるのです。

結論として、貧困によるストレスは、たしかに人間の心身に大きな影響を与えますが、「幸福」について言えば、お金があればあるほど幸せになれるという単純なものではないようです。

第2章

「メタ認知」とはなにか

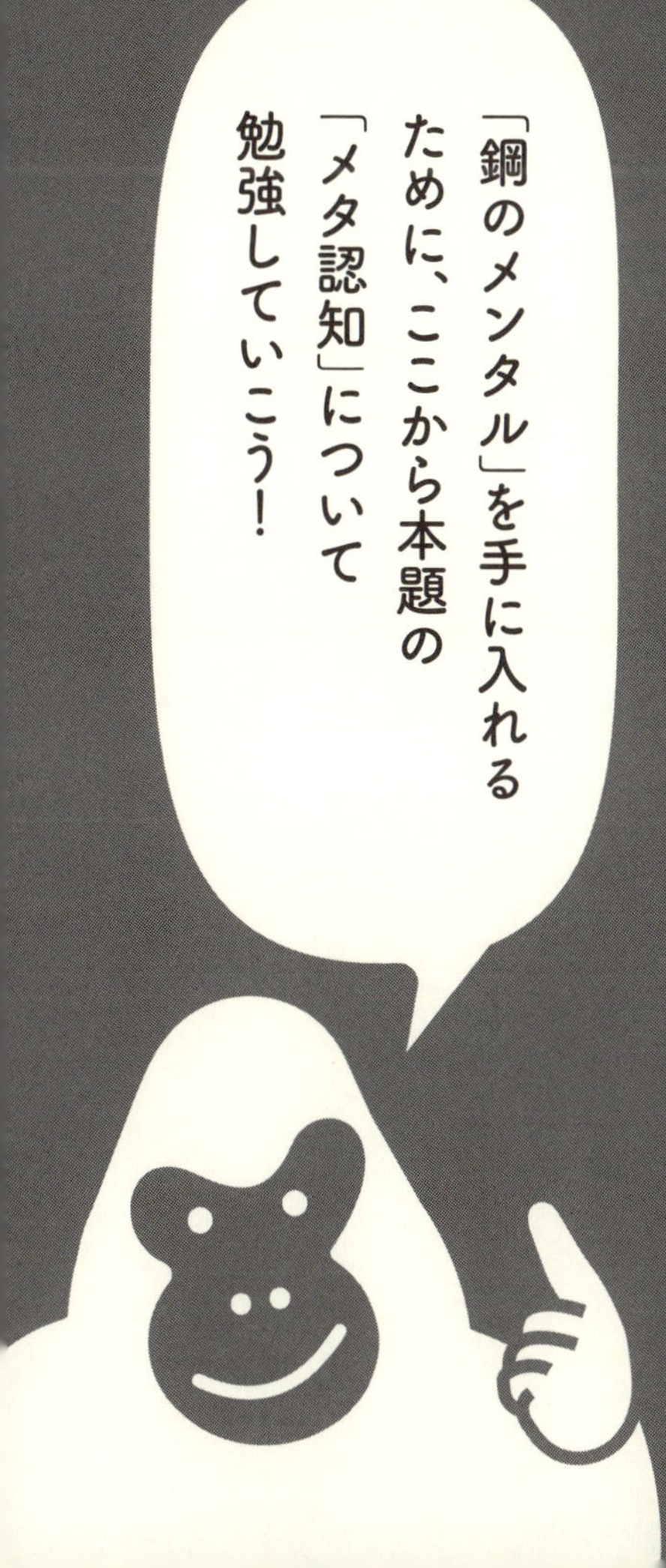
「鋼のメンタル」を手に入れる
ために、ここから本題の
「メタ認知」について
勉強していこう！

「メタ認知」は他人目線を得るための〝ツール〟である

さて、第1章では「メンタル」について考えてきました。

ここからは、その「メンタル」を鍛えるために必要なスキル「メタ認知」について、くわしく考えてみることにしましょう。

最近、外出時にマスクが手放せない人が多いと言います。

マスクとは本来、感染予防や衛生管理のために着用するものですが、マスクが手放せないという人は、自分の顔を隠したい、あるいは口臭が気になるなど、自分自身を外界から切り離したいという欲求のもとに使っているように思います。

こうした状況が悪化すると、「素顔を他人にさらすのが恐い」といった感情まで出現し、マスクがないと生活ができなくなってしまいます。

このような状態にある人を「マスク依存症」と呼び、現代病として取り上げられる機会も増えてきています。

なぜこのような現象が起こるのでしょう?

その原因の一つとして、インターネットやSNSの発達により、「自分の顔を客観的に評価できなくなっている」ことが考えられています。

インスタグラムやフェイスブックなど、SNS上には加工された写真があふれています。写真の加工アプリなどによって、簡単に理想の自分を作り出すことができるようになりました。その結果、とくに若い人の間で、どうしても自分の素顔と加工されたあとの顔を比較してしまい、素顔に自信が持てない人が増えたと言われています。


「SNSと幸福感」については、さまざまな調査が行われており、「SNSを利用すればするほど『主観的幸福感』が低下する」という結果が出ています。(9)

「主観的幸福感」とは、「周囲と比較して、自分がどれだけ満たされていると感じるか」ということ。SNS上で、美しく加工された写真を見る機会が多いと、この主観的幸福感を低下させることがわかっています。

また、人間の気持ちや意欲をつかさどる、脳の大脳辺縁系という部分は、文字情報よりも画像に反応しやすいため、インスタグラムやフェイスブックなどの画像投稿を主とするSNSにおいて、よりネガティブな感情を増幅させやすいと言われています。

人間は、鏡やカメラ、スマートフォンなど素晴らしい文明の利器を持ちながらも、実際の自分の姿を正確に把握することができない、客観視が苦手な生き物なのです。

そもそも「客観視」とは、具体的にどのように行うものなのでしょうか?

一般的に**「客観視」とは、ものごとを、自分の視点・観点・感情などから離れ、別の視点から考えること**を言います。

この客観視がうまくできないと、自分の思い描く自己像と、現実の自分とのギャップが大きくなり、そのことで苦しむようになりかねません。

こうした**「自己像と現実とのギャップ」は、「認知の歪み」が原因**とも言われます。

わたしたちが眼で見た情報は、網膜という部分で刺激として捉えられ、さらに脳というフィルターを通ることで情報に変換され、インプットされます。

このフィルターが過去のトラウマやネガティブな思考の影響を受けて曇ってしまい、正しい情報としてインプットされない状態を、「認知の歪み」と言います。

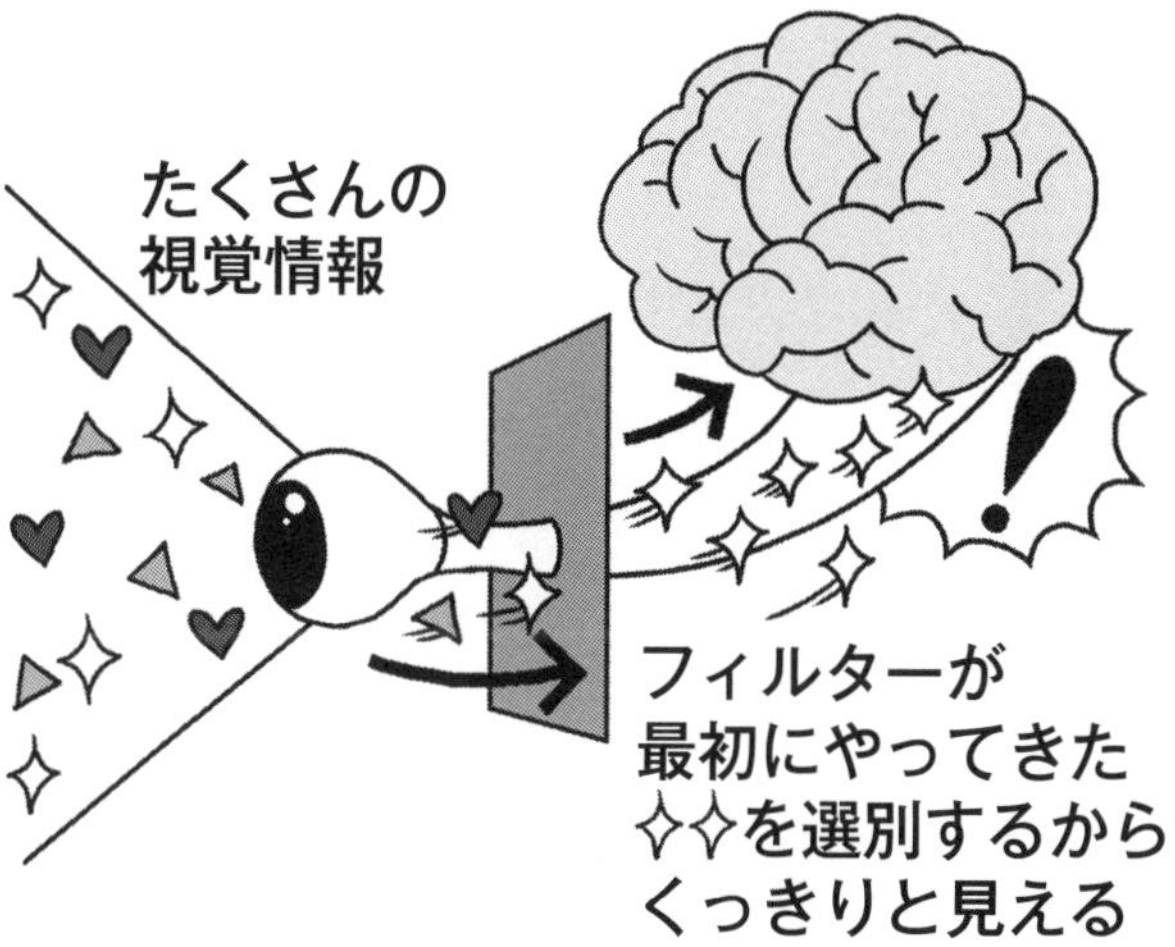
たくさんの
視覚情報
フィルターが
最初にやってきた
✧✧を選別するから
くっきりと見える

「認知の歪み」は、うつ病、摂食障害、PTSDなど精神疾患の症状としても見られますが、トラウマが積み重なることで健常な人にも生じるものです。

しかし、たとえ信頼できる近親者や、自分をよく知る親友の力をもってしても、「認知の歪み」を取り去ることは容易なことではありません。

なぜなら、認知の歪みが起こっている以上、たとえどれだけ信頼できる相手からの言葉であっても、曇ったフィルターを通して認知されてしまい、素直に受け止めることができなくなってしまうのです。

一度曇ってしまったフィルターは、自分自身でそのことに気づかない限り、曇りを治すことはできません。

通常、フィルターの曇りをキレイに掃除し、曲がった部分を丁寧に整えるのは、精神科医の仕事です。精神科医は、前述した「客観視」のための「メタ認知」の技術をもって、脳にかかった曇ったフィルターを外す治療を行います。

この一連のプロセスは、広い意味で「認知行動療法」と呼ばれ、うつ病やパニック障害、強迫性障害、不眠症、薬物依存症、摂食障害、統合失調症などにおいて、科学的根拠に基づいて有効とされています。(10)

過度に自分を美化したり、逆に蔑んだりするような評価は、いずれも精神医学用語では「認知の歪み」として修正されるべき病気の症状とみなされます。

たとえば、うつ病という病気について考えてみましょう。

うつ病になると極端なほどに自責的になります。

「うまく仕事ができないのは自分が悪い」

「まわりに迷惑ばかりかけてしまって申し訳ない」

「自分は生きていく価値もない人間だ」

といったような、極端な捉え方をしてしまうのです。

しかし、

「うまく仕事ができないのは正しいシステムが組まれていないからではないか？」

「仕事を始めたばかりの人は間違いを起こしやすいものなのだから、複数の人間で対応するべきでは？」

「そもそも生きるべき絶対的な価値のある人間なんて存在するのか？」

といったように、視点を変えて客観的に見てみれば、自分の極端な思考に気づくことができ、さらには解決法も思いつくかもしれません。


自分の評価は他人とは違うものです。問題解決の糸口は案外身近にあるものなのです。

- SNSは見すぎると幸福感が下がることもある。
- 「自己像と現実とのギャップ」は、「認知の歪み」が原因。
- 一度曇ったフィルターは、自分自身で気づかない限り治せない。

じつは身近な「メタ認知」

これまでお伝えしたように、「メタ認知」とは、客観的な視点を再認識するためのツールです。

じつはこのツール、意外と身近にあって、皆さんも無意識に使っているものなのです。

皆さんは、漫画の枠の外で、作者がキャラクターにツッコミを入れているような表現、あるいは漫画内のキャラクターが、まるで自分が漫画キャラであることを認識しているような発言をしているのを見たことがありませんか?

こうした、本来知りえないはずの情報をもとにした発言を「メタ発言」と言います。メタ発言ができるということは、それだけ自分の置かれている立場や状況について、客観的に把握できているということになります。

もともと「メタ」とはギリシャ語で、「高次の～」とか「超～」といった意味を持つ接頭語です。「メタ○○」と言うときは、「○○」について一段高い次元から客観的に認識す

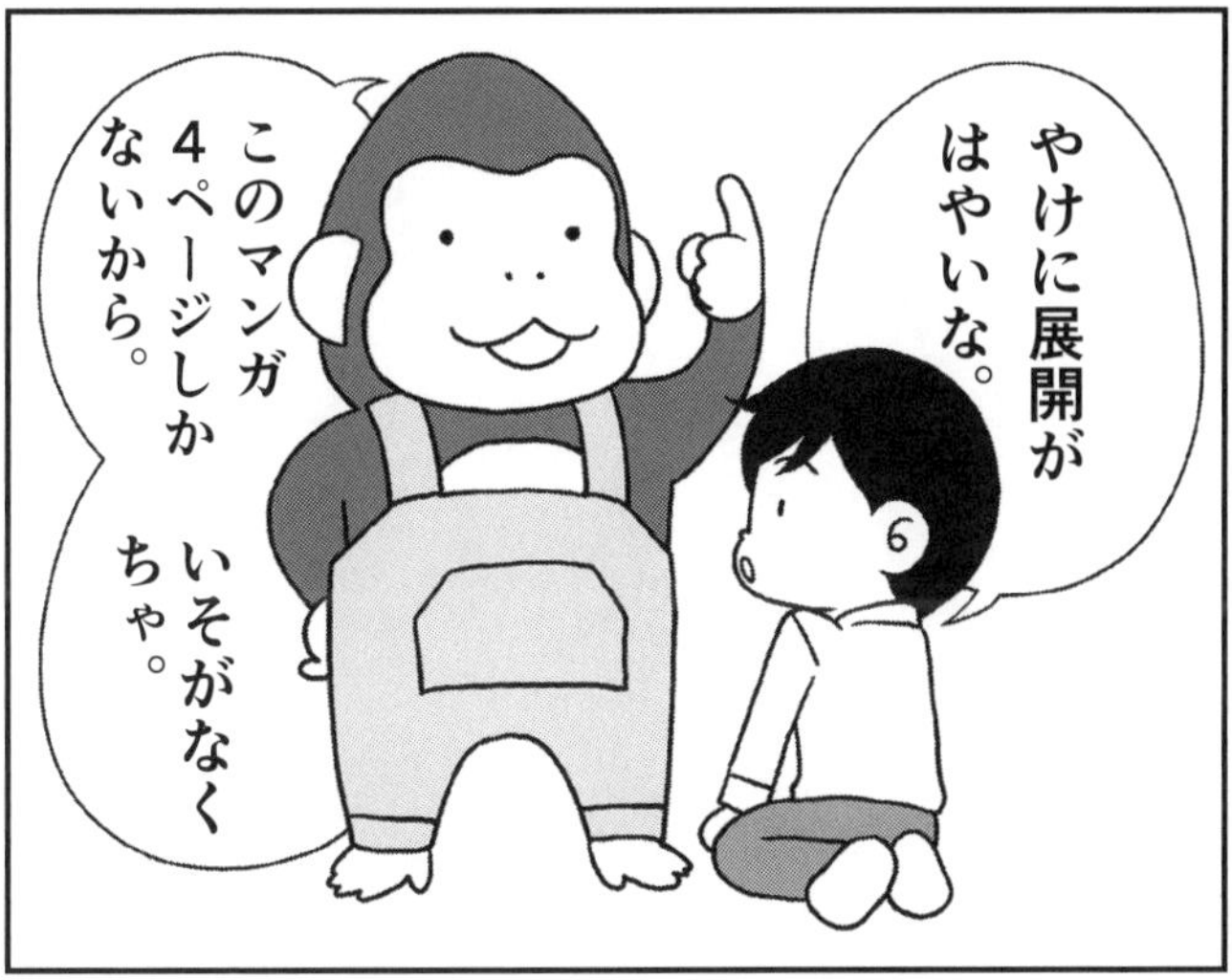
やけに展開がはやいな。
このマンガ4ページしかないから。
いそがなくちゃ。

ることを表します。

上の漫画の例では、漫画というフィクション内のキャラクターが、その漫画について客観的な発言をしているので「メタフィクション発言」、略して「メタ発言」というわけです。つまり漫画キャラが読者目線を持っているような表現です。

このように**第三者としての視点を持てる能力が「メタ認知」**なのです。

わたしたち現実世界の人間も、無意識のうちに同じようなことをしています。

「自分は文章を書くのは得意だけど、人前で話すのは苦手だ」

「重要なところは付箋を貼って、あとで読み返そう」

といったように、過去の経験から自分の能力について評価したり、来るべき未来のために計画を立てて自分の行動を決めたりする考え方もメタ認知です。

そして、そのようにしてわたしたちの行動を左右する、**メタ認知のために使われる経験や知識のことを「メタ認知的知識」**と言います。


「メタ認知的知識」は、わたしたちが意思決定を行う際に日常的に使われています。たとえば「自分は忘れ物が多い人間だ」と考えたとしましょう。そう考えたのも、自分が忘れ物をした過去の記憶をメタ的視点で捉え、他人と比較することで得られた知識、つまり「メタ認知的知識」があったからです。

こうしてわたしたちは、無意識に過去からの知識や経験を積み重ねて、自分の未来を毎日修正しています。

この**「メタ認知的知識」をもとに、自分の行動を修正していく活動のことを、「メタ認知的活動」**と言います。


「メタ認知的活動」は、自分の行動を評価する**「モニタリング」**と、行動を修正した**「コントロール」**の二つのプロセスから成り立っています。この二つのプロセスを循環さ

メタ認知の全体像

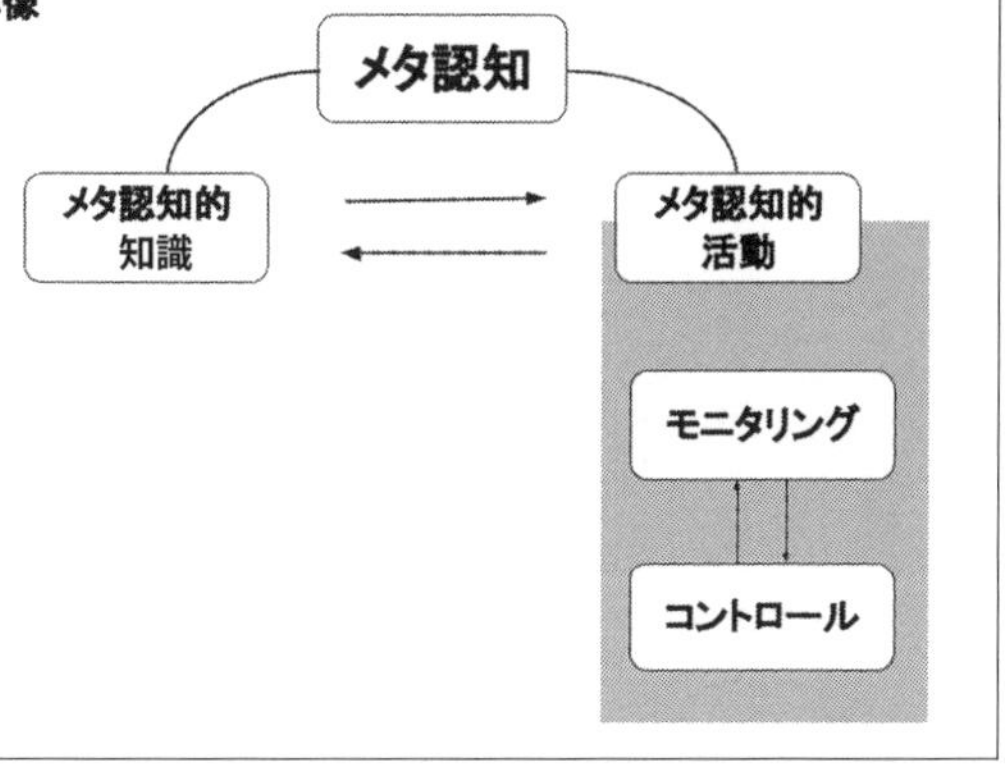

せ続ける活動によって、行動はより洗練されていきます。

先ほどの「忘れ物」の例で考えるなら、

「過去に何度か重要な会議で書類を忘れた」

「小さいころから学校でも忘れ物が多かった」

などと、自分の行動を評価し（モニタリング）、

「書類を忘れないよう前日のうちに鞄にしまっておく」

「とくに重要なものはメモに書いておいて毎朝確認する」

というふうに、自分の行動や考え方を修正しています（コントロール）。

この「モニタリング」と「コントロール」は、どちらが欠けても機能しない、車の両輪のような関係にあるのです。

「メタ認知」を、「メタ認知的知識」と「メタ認知的活動」とに区別し分析することは重要で、失敗をしたときに自分に何が足りていなかったのかを正しく評価することにつながります。

医療の現場では、ミスが起こると患者様の生命の危険に直結するため、医療従事者はミスを最小限にとどめるように行動する必要があります。

では、ミスを最小限にとどめるために最も重要なことはなんでしょうか？

それは、「自分の能力を正しく認識すること」です。

人間は、自分一人でできることには限界があります。しかし一人ではできないことも、まわりからのサポートや適切な指導があればできることもあります。

状況を正しく評価したうえで、その後の行動を選択することが、ミスを減らすためにもっとも重要なのです。

自分にはまだ不可能なことが何なのかを正しく評価し（モニタリング）、自分一人でできそうになければサポートを依頼する（コントロール）という、「メタ認知的活動」で行動を修正していく。この一連の流れを循環させ、車輪を回し続けることが、あらたなメタ認知的知識を生み、自分の能力を飛躍的に向上させることができるのです。

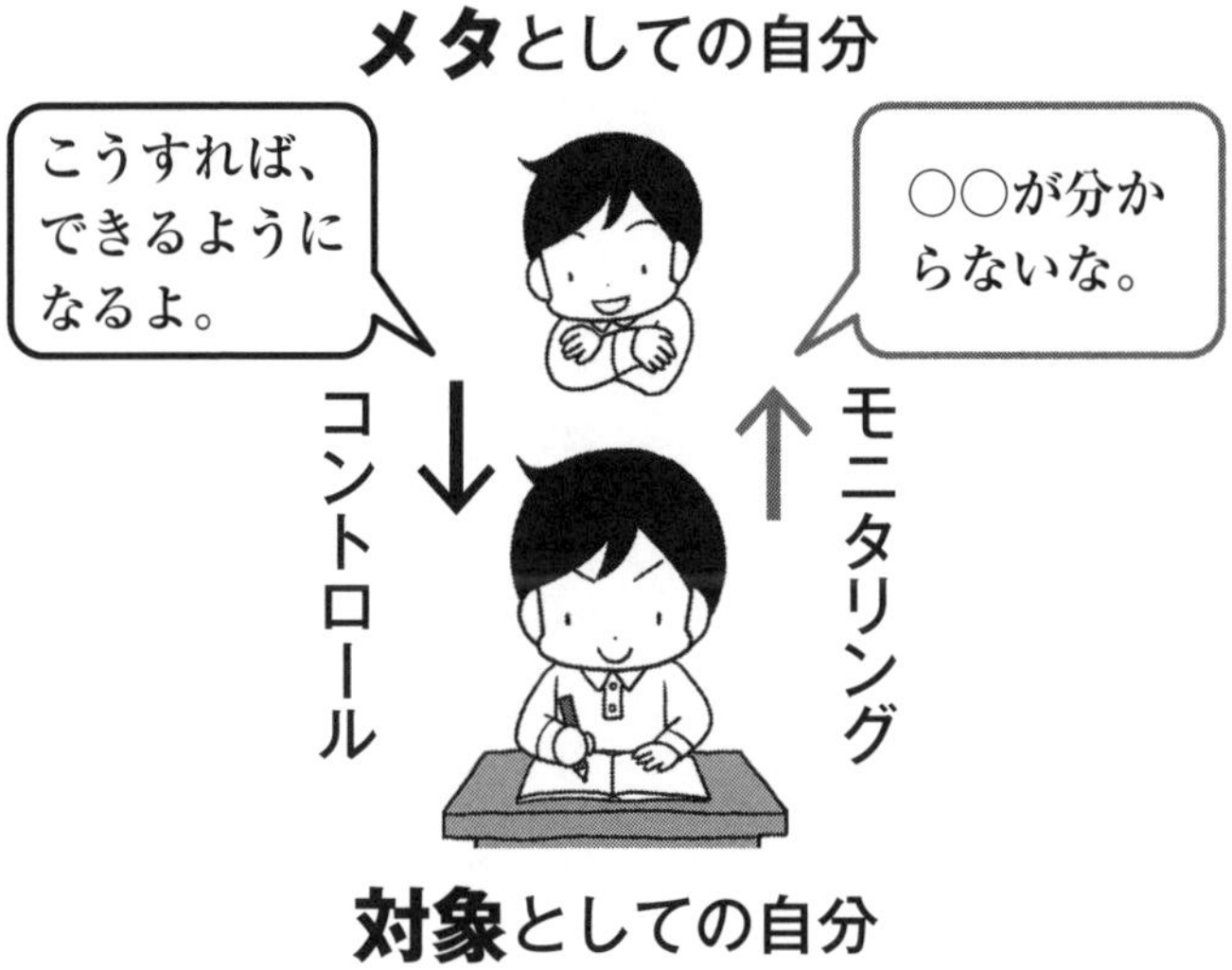

もちろん、多忙な現場ではこのようなプロセスを行うヒマもないと思うかもしれません。

しかし、そんな中でも、自分がまず何を学習すべきかを把握し（モニタリング）、限られたリソースの中から、本当に必要な情報を意識しながら学習する（コントロール）ことで、より実践的な知識を得ることができます。

他者との競争が求められる現代社会だからこそ、メンタルを安定させて自分の考え方や行動を効率化し、能力を向上させ続けられるメタ認知は重要なのです。

この節のまとめ

- メタ認知は日常的に、無意識に行っている身近なもの。
- メタ認知のために必要な知識や経験を「メタ認知的知識」、メタ認知のための循環プロセスを「メタ認知的活動」と言う。
- 「メタ認知的活動」の二つのプロセス「モニタリング」と「コントロール」によって、能力は飛躍的にアップする。

「メタ認知」はすべての思考の基礎である

メタ認知の習得は、今まさに、日本の学校教育においても重要な課題となっています。日本の教育方針を検討する重要な会議である中央教育審議会でも、「メタ認知能力の育成」は重要な課題として議論されています。

これは、文部科学省がこれからの教育課程において、生涯にわたって学び続ける力、主体的に考える力を持った人材を育成するために、「能動的学習（アクティブ・ラーニング）」を求めていることに大きな関連があります。

アクティブ・ラーニングとは、単に意欲的に学習するというものではなく、「何をどのように学ぶのか」を、生徒自身がそれぞれ主体的に考えていく学習方法です。

これまでのように、教師の話をただ受け身で聞くだけの授業ではなく、生徒が自ら能動的に学ぶ姿勢が重要視されるという、これまでの教育のあり方を根本的に転換させるムーブメントとして注目を集めています。

こうした能動的な学習を行っていくためには、「自分が何をしたいのか。それには何が必要か。どうすれば学べるのか」などと客観的に考える必要があります。そのために、「メタ認知」の能力を高めることが必要不可欠になるのです。

教育に対する考え方が変わったのは、昨今の急速なグローバル化や少子高齢化などにより、日本社会が変化したことが主な要因です。

とくに、これまで日本が築き上げてきた、製造業を軸としたモノづくり大国としての姿は、時代が進むことによって変化せざるを得ない状況であることは間違いありません。

日本よりも労働単価の安い発展途上国が世界の工場として機能し、日本は先進国としての振る舞いを求められる中、莫大な資金投入による熾烈なテクノロジー開発の競争にさらされています。

大量消費・大量生産の時代から、ＩＯＴやＡＩなどの技術による、「個」を軸にしたテクノロジーに発展の方向性が変化し、これまでには無い、あたらしい概念を生み出さなければ存続さえ難しい時代になったのです。

そのため、これまでのように〝前習え〟的な教育や、知識詰め込み型の教育では、これからの時代に対応できないと判断されたのです。

明治期の文明開化の時代や昭和期の戦後社会においても、さまざまな要因により教育は大きく転換しました。令和の日本社会においても、世界情勢の変化によってあらたな教育方法が必要になったということでしょう。

今もっとも必要なのは、このあらたな教育方法や、それに必要な「メタ認知」について、本質を十分に理解し、指導できる人材を育成していくことだろうと思います。

メタ認知による学習法やその効果については、米ハーバード大学や英ケンブリッジ大学など一流の研究機関でも実証されており、さまざまな場所で取り入れられて高い成果を上げています。

グローバル社会の中で生き残るために、学生にも教育者にも、「メタ認知」の概念を深く理解してもらう必要があるでしょう。それが、これからの日本の将来を決めるといっても過言ではありません。

メタ認知は、教育だけでなくビジネスの世界においても、大変重要なスキルです。

起業家や経営者というのはとても孤独です。もしあなたが経営者だったとしたら、周囲の人間はあなたに対し、肯定的な発言ばかりしてくるかもしれませんし、あなたのほうでも、ネガティブな発言をする部下は無意識のうちに遠ざけてしまうかもしれません。

こうして、偏った人間関係の中で偏った考え方によって経営を続けていくと、うまくいっているうちはいいのですが、一度失敗に転じると取り返しがつかない状況にまで追い込まれてしまいます。

また、経営戦略を組み立てる際、自分の置かれている状況を分析して、目標と目的を定めることは、ビジネスを成功させるための基本的な考え方です。

自分の会社の長所はどこで、自分の会社の欠点は何か、また自分の会社のマーケットにおける立ち位置を把握していることは経営者として必須のスキルです。

このような分析方法は「SWOT分析」とも言われますが、要はこれも、自分の会社を客観的に見るという「メタ認知」なのです。


そしてまた、恋愛においてもメタ認知は重要な要素になります。

メタ認知スキルが低い人は、自分がまわりからどのように見られているかを把握できず、体型の維持が難しかったり、ファッションセンスが独特になりやすかったりします。

自分が〝好きな服〟と自分に〝似合う服〟、そして〝相手が気に入る服〟は必ずしも一致するものではありません。たとえ自分が良くてもTPOに合った服装でなければ、周囲の人を不快にさせてしまうかもしれません。

ファッションに対する考え方は人それぞれなので、共有などできないと思うかもしれませんが、恋愛においては、相手と情報や価値観を共有したり、相手の考えを思いやり尊重する気持ちは大切です。

メタ認知がうまくできていないと、相手の気持ちを汲み取って感情を共有することができず、関係が破綻してしまうこともあります。

相手から自分がどのように見えているのか、そして何を求めているのかを察知し、それによって行動を修正する能力が、恋愛関係を維持していくうえでは必要不可欠なのです。


このように、**「メタ認知」は教育やビジネス、そして恋愛まで、あらゆる分野において大変重要な要素**です。

わたしたちが自分の立場を客観的に把握し、能力を正しく把握することは、どんな分野においても重要な出発点となります。

世界でもっとも有名な兵法書『孫子』にも、同様のことが書かれています。

「彼を知り己を知れば百戦殆《あやう》からず。

彼を知らずして己を知れば一勝一負す。
彼を知らず己を知らざれば戦う毎に必ず殆し」

戦う相手の情報を把握するだけでは不十分で、自分のことについてもよく知っておくことで、より盤石な勝利が手に入る、という意味です。何ごとも、メタ認知で自分を客観視することが基点となるのです。

今から二五〇〇年も前に書かれた『孫子』は、ただの兵法書ではなく、世界中の著名人の意思決定のためのマニュアル本として、多くの人から評価されています。

このように、**自分を客観視する「メタ認知」**は**「すべての思考の基礎」**なのです。

- メタ認知はこれからの日本の学校教育においても必要な技術。
- ビジネスでも恋愛でも、メタ認知は必要不可欠である。
- メタ認知はすべての思考の基礎であり、出発点である。

優柔不断な人は「メタ認知」ができていない

ショッピングに行ってもなかなか買うものを決められない、レストランに入ってもなかなか注文を決められない——。こんな人はよく「優柔不断な人」と言われます。

優柔不断な人は、往々にしてメタ認知が苦手な人です。

自分を客観視できていないため、いま自分に何が必要で、何にお金や時間を使うべきなのか、判断が難しいのです。

そういう人は、ようやく何かを決断したとしても、その後もあれこれと考えを巡らせ、モヤモヤしてネガティブな循環が生まれやすくなります。


〝優柔不断〟の反対は、〝即断即決〟です。

即断即決できる人は、メタ認知が得意な人です。

自分がどういう人間で、いま自分には何が必要なのかを理解しているので、次にやるべきことがほぼ決まっているのです。

そういう人は、たとえ失敗してしたとしても、スパッと切り替えて、悩むことなく次の行動に移ることができ、ポジティブな循環が生まれやすいのです。

優柔不断な人は、なかなか自分で決断できず、他者の意見に同調してしまうことも多いと思います。選択することを自ら放棄してしまうのです。

なぜそうなってしまうのでしょうか。

それは、**「リスクや失敗を恐れすぎる」**からではないでしょうか。

どんな人も未来を知ることはできませんが、未来への恐怖感は人によって異なります。

自分の未来に希望が持て、リスクや失敗を恐れず突き進める人は「メタ認知」に長けています。

前述した「メタ認知的知識」や「メタ認知的行動」によって、起こり得るリスクを把握し、失敗やミスを減らしながら、自らの長所を信じて進むことができるのです。

自分を客観視できる能力は、前に進むための勇気を与えてくれます。

世界最高峰のエベレストに人類で初めて登頂成功した、エドモンド・ヒラリー氏は、

「人生は登山」と語ったといいます。

登山では、地図やコンパスなどをうまく利用することで、自分の位置や進行方向を把握することが重要です。これらの道具がないと、ときには命を落とす危険さえあります。

高い木々に囲まれ目印のない山の中では、人間が得られる情報は限られていますから、頂上まであと何キロぐらいで何時間かかるのか、水飲み場や救護地はどこにあるのか、そういった情報の有無によって、安全に登山できるかどうかが決まってくるのです。

人は、自分の位置や目標がわからなくなると、先の見えない恐怖から疲弊し、強いストレスを感じます。

しかし、そんな状況にあっても、自分がどこにいて、どこに向かって進んでいるのかという情報を得るだけで、大きな安心を得ることができます。

そう考えるならば、**メタ認知とはいわば〝人生のコンパス〟**のようなものです。自分の位置情報を正確に把握するための〝ＧＰＳ〟と言ってもいいでしょう。

自分の人生を安全に、そして円滑に前に進めるためには、自分について正しい情報を教えてくれる道具が必要不可欠なのです。

では、この〝人生のコンパス〟であるメタ認知が、誤った方角を指し示すようになったとしたら、どうなるでしょうか？

コンパスの動きが怪しくなってくると、当然正確な情報を得ることができません。

同様に、メタ認知がうまく働かなくなってくると、自分自身について誤った認識をするようになります。

政治や宗教、怪しい民間療法など、ときに人は極端な思想に染まってしまうことがあります。そして、そんな人ほど、妄信的に自分の考えに固執し、軌道修正しにくいということも、先にお伝えしたとおりです。

こうなってしまうと、コンパスも役に立ちません。

人間はもともと、偏見に陥りやすい生き物です。

偏見には多種多様なバリエーションがあり、自分に同意してくれる人の意見を受け入れたがる「認知バイアス」や、自分が興味のあることが周囲の大勢であると考える「観測選択バイアス」、変化を恐れる「現状維持バイアス」、悪いニュースにばかり目がいく「ネガティブバイアス」など、放っておくとどんどん思考は偏り、道に迷ってしまいます。

誰しも自分の間違いを認めるのは怖いものですから、自分の意見に反する情報は無視したくなりますし、自ら積極的に集めようとはしません。そうなると、ますます思考は偏っていき、負のスパイラルに巻き込まれてしまいます。

そんな迷いやすい、偏見の塊であるわたしたちだからこそ、「自分が本当に正しい道を進んでいるのか」を正確に把握するための道具が必要なのです。

わたしたちの人生は、選択の連続です。

進学や就職など、人生を決める大きな選択の瞬間は、生きていれば必ず訪れます。

そんな選択のとき、自分はこれからどの道を進んでいくべきなのか、きっと迷うこともあるでしょう。

両親や友人、学校の先生や恋人など、あなたのことを案じてさまざまな人がアドバイスをしてくれることと思いますが、メタ認知を働かせて自分を客観視できれば、他人の意見に左右されたり、一時的な感情や気分にまどわされたりせずに、進むべき道を選択することができます。

メタ認知を身につけたあなたは、もう優柔不断とは言われないでしょう。

メタ認知を〝人生のコンパス〟としてつねに持ち歩き、自分についての正しい情報を確認しながら、自信を持って人生を歩んでいけるはずです。

この節のまとめ

- メタ認知能力が低い人は、リスクを恐れて優柔不断になりやすい。
- メタ認知能力が高い人は、次に取るべき行動がわかるから即断即決ができる。
- メタ認知がうまくできると、自分の考えや行動に自信が持てる。
- メタ認知は人生のコンパス。つねに持ち歩こう。

ビジネスで失敗する人は「客観視」が苦手

メタ認知は近年、ビジネスにおいて高い業績を上げるハイパフォーマーが共通して持つ能力とされ、ビジネスシーンで活躍するための重要なスキルのひとつとして、徐々にポピュラーになってきています。

しかし、メタ認知がなぜビジネスにおいて重要なのか、その本質的な面はまだよく理解されていないように思います。

そしてメタ認知は、本当に必要な人にほど受け入れられにくいという側面があることも、知られていないのではないでしょうか。

たとえば皆さんの職場に、自分はつねに正しいと信じて疑わない人はいませんか？

こういう人はメタ認知の能力が低く、自分を過大評価しがちで、考えを裏づける確固たる根拠に乏しいにもかかわらず、まわりと協調できず強行しがちです。

その結果失敗しても、「おれが正しいと言ったら正しいんだ！」と、さらに意固地になって軌道修正がうまくいきません。

人は本質的に、自分の行動は自分で決めたいという欲求があります。そのため、他人から何かを強制されたり、選択肢を奪われたりすると、たとえそれが自分にとってプラスの提案であったとしても、無意識のうちに反発してしまうという心理効果が働きます。これを「心理的リアクタンス」と呼びます。

この「心理的リアクタンス」が働くと、人から否定的なことを言われれば言われるほど、それに反発したくなってくるのです。

こうしたときこそ、本来はメタ認知が必要なのですが、本章の第1節でお伝えしたように、一度曇ったフィルターは、自分で気づかない限り取り外すことはできないのです。

そこで近年では、企業研修において社員にメタ認知を学ぶ機会を与え、自らの気づきを促すという試みが増えてきています。

代表的な例として、米グーグル本社発のマインドフルネス研修「Search Inside Yourself」は有名で、多くのメディアで取り上げられています。また、ヤフー株式会社でも任意参加プログラムとしてメタ認知トレーニングが展開されています。この研修では、メタ認知能力向上のためにマインドフルネスに取り組み、研修後の継続的な実践によって、メタ認知能力が向上し、業務の生産性に明らかな差が見られたと言います。

さらには、ビジネスの必須スキルとされる「ロジカルシンキング」を行うためにも、メタ認知は重要であると言われています。

「ロジカルシンキング」とは「論理的思考」と言われ、ものごとを体系立てて考える思考法を指します。MECEやロジックツリー、フレームワークなどさまざまな手法が用いられますが、要は自分の論拠やビジネスプランを客観視し、「誰が見てもわかりやすく、納得できるように説明する」という考え方が基本となっています。

そのためには、メタ認知における「第三者視点」が必要となります。

「どうすればわかりやすく伝えられるか？」

「説得に足るエビデンスは何か？」

このように、自分のプランを客観的に分析することが、ロジカルシンキングの基本です。

こうした面からも、メタ認知はビジネスに必要不可欠のスキルと言えるでしょう。

さらにもう一点、ビジネスにまつわるメタ認知の効果について、お伝えしたいことがあります。これは、じつはわたしが精神科医としてもっとも強調したい点でもあります。

それは、**メタ認知が、多忙なビジネスパーソンを支える家族のメンタルヘルスケアにつながる**ということです。

起業家や会社の重役など、責任の重い立場にあるビジネスパーソンは、その忙しさからパートナーと十分に向き合うことができず、関係が破綻してしまうことがよくあります。

こうした忙しい人のパートナーは、しばしば、

「理由はわからないけれど、毎日がなんだか苦しい」

「自分の苦しみは言葉にできないし、誰とも共有できない。でも、どうしようもない」

と、まるで自分が「鳥かごの中の鳥」になったかのように感じて苦しみます。

このような症状は「カサンドラ症候群」という状態に酷似しています。カサンドラ症候群とは、自閉症スペクトラム症候群（ＡＳＤ）の人々の家族が陥りやすい症状で、コミュニケーションや情緒的交流がうまくいかないことが原因と言われています。

多忙なビジネスパーソンが仕事に集中しすぎると、家族とのコミュニケーションが疎かになり、パートナーがこのカサンドラ症候群に陥ってしまうというケースがよくあるのです。

この症状は、もともとコミュニケーション能力や共感指数が低いパートナーとの間で起こるものですが、仕事に熱中してなかなか家に帰らなかったり、家でも会話もせずにスマートフォンやパソコンに向かっていたり、口を開けば仕事の話ばかり、といった状態が続くと、同様の精神的苦痛をパートナーに与えてしまいます。

そして、このカサンドラ症候群が悪化すると、さまざまな精神的・身体的症状が出現します。偏頭痛、体重の増加または減少、自己評価の低下、無気力、場合によってはうつ病やパニック障害にまで発展してしまうこともあります。

そうなると、離婚に至ったり、子どものトラウマの原因となったり、家族がＰＴＳＤ（心的外傷後ストレス障害）を発症したりするなど、それぞれの生涯にしこりを残すことになりかねません。

「うちは大丈夫！」と安易に考えてしまう人ほど要注意です。

イギリスの心理学者マクシーン・アストン氏は「自分のパートナーなら当然理解できるだろうとか、わたしの気持ちをわかってくれていると推測するのはやめるべきだ。それは、目の見えない人に何のヒントも与えず、『わたしが手に持っているものを当てなさい』と言っているようなものだ」と指摘します。

仕事は文化や生活の一部であり、尊重すべきものです。誰が間違っていて誰が正しい、という単純な話ではありません。家族を養うため、生活のために、辛くても仕方なく働いているという場合がほとんどです。

しかし、たとえ夫婦や家族でも、感じ方や考え方には人それぞれ大きな違いがあります。お互いを理解するには、それらをすり合わせる努力が必要になるのです。

そんなとき、メタ認知を働かせて客観的に自分や自分の家族を評価し合い、お互いの問題を認知し合っていくと、カサンドラ症候群の症状は治まっていきます。

認知の違いを理解し、お互いの満足できるコミュニケーションや感情表現・愛情の示し方を見つけていくことが大切なのです。

ビジネスで成功するためには家族の支援が不可欠です。

「ビジネスで成功はしたけど、お金以外何も残らなかった……」

こんな状態にならないよう、自分がビジネスで戦っている間にも、家族が孤独と戦っていることだけはしっかりと意識しましょう！

・メタ認知はビジネスの効率化や円滑化においても重要なスキル。
・「ロジカルシンキング」（論理的思考）の基本はメタ認知。
・忙しいビジネスパーソンほど、支えてくれる家族のためにメタ認知が必要。

「メタ認知」こそが最強の意思決定法である

あなたの夢は何ですか？

「医者になりたい」

「アイドルになりたい」

「YouTuber になりたい」

小学生ぐらいの子どもたちに尋ねると、多くの場合はこんな答えが返ってきます。

しかし、**夢を聞かれて職業を答えること自体が根本的な間違い**ではないかと、わたしは思います。そして、この状況こそが、日本の社会を暗くしている根本的な原因の一つだと考えています。


この本を手に取ったあなたが、いま何らかの職業に就いているのなら、同じことをあらためて質問させていただきます。

あなたの夢は何ですか？


こう聞かれてすぐに答えられる大人は少ないのではないでしょうか。

このような質問をすると、多くの大人は、

「いい歳をして夢だなんて恥ずかしい」

「もうこんな歳になってしまったから、夢なんていまさら叶うはずがない」

などといった理由をつけて、ちゃんと答えてくれないのではないかと思います。


しかし、この単純な質問を、もっと小さな幼稚園ぐらいの子にしてみると、どんな答えが返ってくるでしょうか。

「透明な飛行機に乗ってみたい」

「空に浮いてるお城に住みたい」

「アイスクリームの国に行ってみたい」

こんなふうに、自分の願望や希望を、じつにストレートにぶつけてくるでしょう。

わたしたちは幼いころから、親や学校や社会によって、「『夢』とは、自分がやってみたいことではなくて、『理想の職業』のことである」という考え方を、知らないうちに植えつけられてしまっています。

そして、大人になってしまうと、「夢はあきらめるもの」という固定観念に縛られてしまいます。

たしかに、いい大人になってからプロ野球選手やプロサッカー選手になるのはムリかもしれません。

しかし、そもそも冒頭に出てきたような、「医者」や「アイドル」や「YouTuber」などの〝なりたい職業〟は、本当の「夢」と言えるのでしょうか？


人間の行動原理は「利益」「恐怖」「愛情」の三つしかありません。この三つの原理は、どれも、ごくシンプルで本質的なものです。

わたしたちが「夢」として語る内容も、かみ砕いてみれば、それはもっと〝下品〟なもの、要は自分の欲求を満たすためにあるべきもののはずです。


「（医者になって）**人に感謝されたい**」

「（アイドルになって）**有名になりたい**」

「（YouTuberになって）**大金持ちになりたい**」

このような、より生物的で本能的なものこそが、本来の欲求として根底にあるはずなのです。

しかし、わたしたちは、歳を取るにつれて、まわりからの評価を気にして、より〝上品〟な「夢」を掲げるようになります。そして、〝自己実現のため〟とか、〝社会奉仕のため〟などと、より高尚な目的も求められます。

しかしこうしたものは、教育によって植えつけられた、いわば「洗脳」による価値観に過ぎません。

人間も結局のところ、他の動植物と同じように、自らに埋め込まれた利己的な遺伝子、ＤＮＡによって、自分の欲求を満たそうとする生き物に過ぎないのです。

しかし、欲求があるということは、生物として考えればまったくもって当然で、固定観念に染まったきれいごとよりも、ずっと健全な考え方です。

アメリカの心理学者アブラハム・ハロルド・マズロー氏は、人間の欲求は次の五つしかないと提唱しました。
・生理的欲求
・安全の欲求
・所属と愛の欲求
・承認の欲求
・自己実現の欲求
この五つの欲求を満たすことで人間は安心感を得ることができ、低次・高次の差はあれど、この欲求に優劣はないことも指摘しています。

これはつまり、**「どんな形であっても欲求を実現することができれば人は満たされる」**ということです。

では、振り返って、

「人に感謝されるためには医者でなければなりませんか？」

「有名になるためにはアイドルにならなければなりませんか？」

「大金持ちになるには YouTuber にならなければなりませんか？」

と問いかけてみましょう。

その答えは、おそらくすべてが「ＮＯ！」です。

わたしたちの「夢」は、本来は「～になりたい」ではなく「～したい」という能動的なものであったはずです。

より能動的な自分の欲求を満たすことこそが、本当の自分の夢であることに気づけたのなら、それは行動を起こすうえで、とても大きな原動力となります。

そして、欲求を満たそうとすることこそが原動力ならば、年齢や学歴などは、ほとんど関係がないことにも気づけるでしょう。

前述したとおり、人間だけでなくあらゆる生物の原動力は、利己的な遺伝子の働きにこそあります。

そして、遺伝子に刷り込まれた欲求を満たすためであれば、生物はどんな苦労も困難も耐えられる強い意志を持ち、最強の原動力が発動されるのです。

あらためて、自分の最も根幹となる欲求は何でしょうか？

人間には呼吸や睡眠、性欲といった生理的な欲求のほかにも、逃避や闘争など、外部による欲求・承認・達成など、さまざまな心理的・社会的な欲求が存在します。

これらの欲求のうち、自分を満たすもっとも重要な欲求とは何なのか、よく考えてみましょう。

これは人それぞれ異なり、またそこに優劣も存在しません。


「異性にモテてお金持ちになる」

ことも立派な欲求ですし、

「ダラダラ好きなことをしながら睡眠だけは死守したい」

というのも、もちろん最高の欲求です！


つまり、**「将来の職業」**ではなく、**「自分がやりたいこと」**こそが、あなたの本質的な**「夢」**であり、**根源的「欲求」**なのです。

もちろん夢や欲求に善悪はありませんから、その夢に対して、たとえ誰かが何か言ったとしても、所詮、他人の価値観によるものに過ぎませんから、気にする必要もないのです。


自分の本当に求めるもの、満たされるものを知ることこそが「メタ認知」です。

そして、それがわかれば、人生の目的を決めることができ、最強の原動力をもって、実現に向けて走り出すことも可能になるのです。

この節のまとめ

- 「なりたい職業」＝「夢」ではない。
- 「夢」とは「欲求」であり、「人生の目的」である。
- 自分の本当の「夢」を見つけるために、メタ認知で分析してみよう。
- メタ認知で見つけた「夢」を叶えるために最強の原動力が発動される。

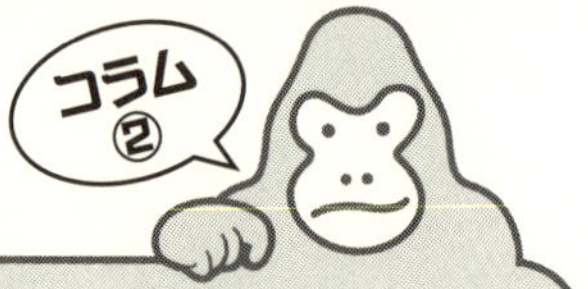

「孤独である」ということは、この世でもっとも不健康であるという〝証拠〟

東日本大震災を一つの契機として、「人は一人では生きられない。人と人とのつながりが大切だ」ということがよく語られるようになりました。

今となっては、まるで〝お題目〟のように聞き流されてしまいがちな言葉ですが、人間のメンタルを安定させ、精神的な健康を維持するためには、こうしたことがとても重要であるということが、最新の研究で明らかになっています。

アメリカでの研究によると、人間が孤独に陥ると、

「高血圧になる」

「免疫系の機能が弱まり癌や感染症のリスクが増す」

「眠れなくなり痴呆を促進する」

といった身体の異常が出てくることが示されています。④

さらに、孤独が人体に悪影響を及ぼす危害のレベルは、〝肥満〟や〝喫煙〟と同程度とも言われています。

また、より直接的な要因として、孤独は寿命に直結することも研究では示唆さ

れています。高齢者を対象にした研究によれば、孤独な状況が続くと、死亡のリスクも高まるそうです。⑤

興味深い点として、「一人でいるほうが幸せ」と思っている人も、「一人でいると孤独を感じる」という人と同様に死亡リスクが高まることがわかっています。「おひとり様」は幸せかもしれませんが、健康面ではマイナス要因になるようです。

人間は社会的つながりを持つ生き物です。

原始時代は、現代よりさらに単純な「孤独＝死」といった図式が成り立っていました。群れから孤立することはそのまま社会的インフラからの隔絶を意味し、命の危険にさらされることにつながりました。

わたしたちの先祖にとって、最も恐ろしいものは猛獣や病気ではなく「グループからの孤立」だったのです。

この恐怖から逃れるため、わたしたちは空腹や痛みと同じ「恐怖のシグナル」として孤独にストレスを感じるようになりました。

孤独にストレスを感じるということは進化的な適応であって、自分を孤立させないための〝警報〟でもあったのです。

しかし、近代化が進むにつれ、人間は孤立主義的な社会を形成するようになりました。

近代社会はじつに効率的に孤独を助長させる仕組みによって作られており、「気がついたら孤独になっていた」ということが、今の日本ではよく起こります。

しかし、社会構造的には孤独が助長されていても、わたしたちの体は何万年も前から変わっていないのです。

孤独のもっとも大きな問題点は、「孤独な状態が続くと、自分では孤独であることに気づけない」ということです。

孤独の治療法はとてもシンプルで、「一人にならないこと」です。しかし、同時にそれは、今の日本ではとても難しい治療法でもあります。

さらに悪化すると、被害的・猜疑的な思考が極端になります。防衛反応として脳が誤作動し、より一層警戒心が高まった末に人を誤解し、遠ざけてしまいます。

この悪循環に陥っていることに自分で気づき、一人で抜け出すことは非常に困難です。

そのために、人とのつながりは大切になってくるのです。

第3章

ゴリラと「メタ認知」の関係

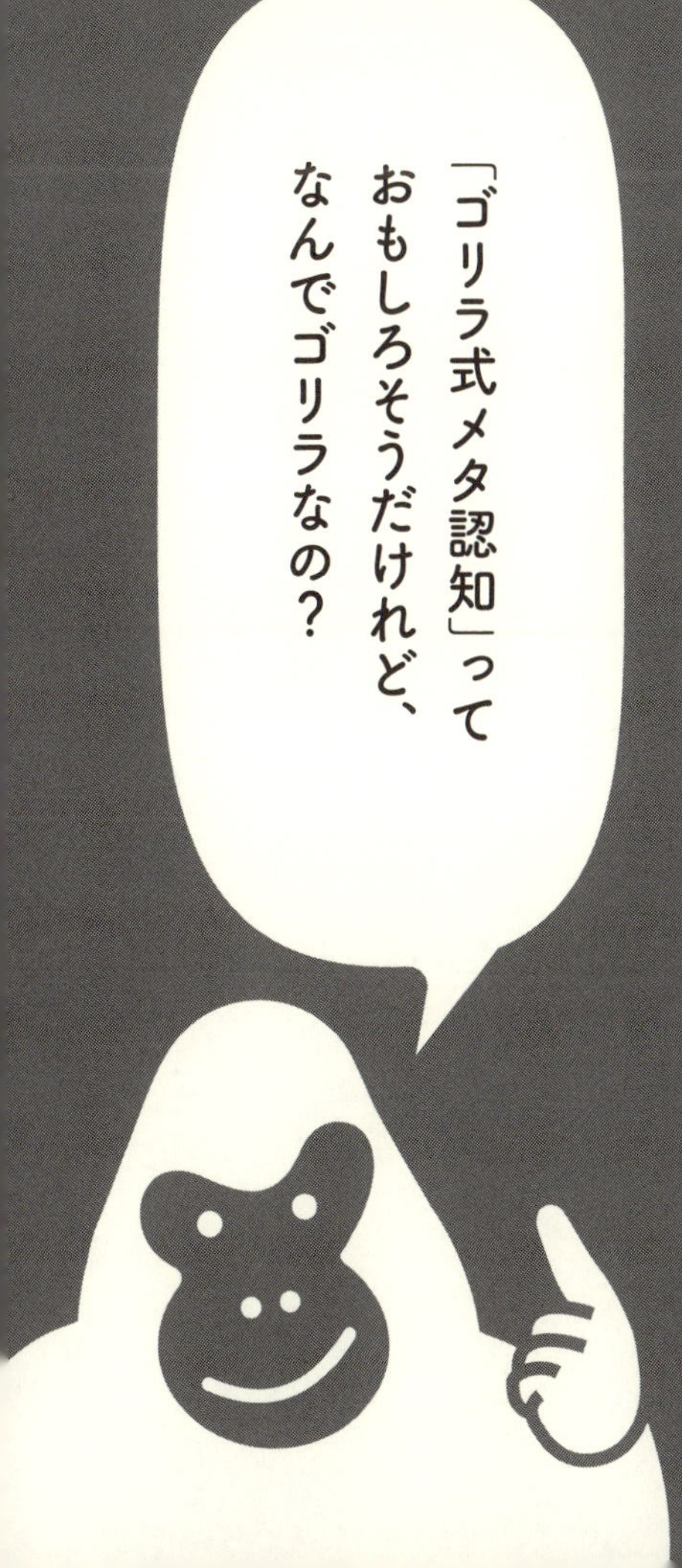
「ゴリラ式メタ認知」って
おもしろそうだけれど、
なんでゴリラなの？

そもそもゴリラとはなにか？

さて、ここまで「メンタル」のこと、そして「メタ認知」のことについて、くわしくご説明をしてきました。少し難しい話題もあったかと思います。

ではいよいよここからは、「ゴリラ」に話題を移したいと思います。

ここで一つ質問です。

「ゴリラとはなにか？」

その答えは簡単ではありません。

強いてお答えするのなら、こう言いましょう。

「ゴリラとはゴリラのことを指し、いわゆるひとつの真理なのである」

こう書くと、多くの人は面食らうことと思います。

しかし、多くの人が共通のイメージを持つ動物として、「ゴリラ」ほど適した動物はいません。


たとえば、「サル」ではどうでしょうか。

一口に「サル」と言っても、さまざまな種類が存在するので、思い浮かべるイメージも人によってさまざまです。

ニホンザルに、テナガザル、キツネザルに至ってはもはやサルと言っていいのか不安になるレベルで、どこまでがサルなのかという疑問すら生まれます。


そんな中、「ゴリラ」はどうでしょう。

イメージを尋ねてみると、ほぼ百発百中、毛むくじゃらで黒くてたくましい、屈強なゴリラ像です。人によってはドラミングの真似までしてくれます。

このように、多くの人が同じイメージを持つ現象は、ほかの生き物ではなかなか起こりません。それほどゴリラは、わたしたちにとって身近な存在なのです。

しかし、それにもかかわらず、実際に間近でゴリラに接したことのある人は、そう多くはないはずです。

ゴリラは今、絶滅危惧種の中でももっとも絶滅に近い「近絶滅種」に指定されている大変希少な動物です。ゴリラに会える動物園も意外なほど少なく、ふだん日本でゴリラの実物に会える人はごくわずかです。

これほどわたしたちに馴染み深いゴリラですが、現代日本に生きるわたしたちにとっては、ゴリラとはほぼ「イメージの中の存在」なのです。

さて、この本のテーマである「メタ認知」とは、ここまでご説明してきたように、「高次な視点（メタ）」から自分を客観視して、正確にイメージすることです。

しかし、「高次な視点」とか、「自分を正確にイメージする」などと言われても、いまいちピンとこないし、具体的にどうすればいいか、よくわからないと思います。

そこで、考えついたのが、「ゴリラ」でした。

つまり、「いったん人間であることを辞めて、『ゴリラ』になってみる」のです。

厳密に言えば、「『ゴリラ』の視点で見てみる」、つまり「『ゴリラ目線』を獲得する」ということです。

わたしたち人間は、偏見や主観の入り込んだ思考に陥りがちです。一方でゴリラなら、そんな偏見や主観は持ちません。

ゴリラはわたしたちをがんじがらめにしているそれらを無視して、より本能的な選択ができるのです。

ゴリラの行動は、じつに本能的です。

恐くなったら逃げる、ストレスを感じたら離れる、おなかが減ったら食べる、眠くなったら寝る、家族は大切にする。これらはすべて本能であり、真理でもあるのです。

「メタ認知」は自分自身を客観視することであり、本当に考えていること、欲していること、そんな自分の中の声に耳を傾ける行為です。

無意識のうちに縛られている、さまざまなしがらみから自分を解放し、一匹のゴリラとして生活を謳歌してみると、意外と心地よく過ごすことができるのです。

そもそもゴリラは、その社会や精神の構造が、わたしたち人間にとてもよく似ていると言われています。

イギリスの著名な学術専門誌「Proceedings of the Royal Society B」に掲載された論文によると、ゴリラはわたしたちと非常によく似たコミュニティ形成の仕組みを持っていることが明らかになりました。(11)

研究を率いた英ケンブリッジ大学の生物人類学者ロビン・モリソン氏は「初期の人間集団にたとえると、部族や村のような小規模集落に相当する可能性がある」と語っています。ゴリラは人間と同じように「子どものころからの友達」や「血縁関係」といった社会的絆を形成しています。さらに、定例の集会やお祭りのようなものも存在するそうです。

わたしたちが食事会で近況を報告し合うように、ゴリラたちも集団で果物を食べながら食事会をしている様子を想像すると、イヤでも親しみを感じてしまいますね。

現在、ケンブリッジ大学をはじめとして、たくさんの研究機関がゴリラ研究にしのぎを削っています。ゴリラの研究によって、人間の社会的行動の進化について解明できる可能性があるからです。

つまり、それだけゴリラと人間は近い存在だということです。

そんなふうに人間に身近なゴリラの助けを借りて、メタ認知を身につける方法を、この本では**「ゴリラ式メタ認知」**と名づけました。

さっそくその方法をくわしく知りたくなった方は、このまま第4章に進んでください。

その前にもう少しゴリラのことを知りたくなった方は、このまま読み進めてもらえると、より深く、ゴリラとメタ認知との関係を理解できますので、もうしばらくお付き合いいただければと思います。

- ゴリラはわたしたちにとても似た存在である。
- ゴリラは本能で動く。それはつまり「真理」である。
- ゴリラの助けを借りた「メタ認知」の方法を「ゴリラ式メタ認知」と名づける。

ゴリラのメンタル

さて、先ほどは「ゴリラ」そのもののイメージについて、皆さんにお尋ねしましたが、今度は角度を変えて質問をしたいと思います。

ゴリラの「メンタル」って、どんなイメージでしょうか?

ゴリラと言えば、映画「キングコング」に登場するようなジャングルの王者、ビッグでヘビーで屈強なイメージがありますよね。

そんな見た目のゴリラですから、精神的にもきっと勇ましく、少々のことではへこたれない、強いメンタルを持っているように思われるかもしれません。

しかし実際のゴリラは、そんな予想を裏切って、温和で繊細な性質を持っていることが明らかになっています。

海外の動物園で、ゴリラの檻に誤って落ちて失神した子どもを、メスのゴリラが抱きかかえ、他のオスのゴリラを近づけないようにして、飼育員に引き渡した姿がテレビで紹介され話題になりました。

そんなエピソードがあるほど、ゴリラは〝やさしい〟生き物で、自分から攻撃を仕掛けるようなこともほとんどないそうです。


ゴリラは人間と似て、とても高い知能を持っています。そして、その高すぎる知能が災いして、他の動物以上に繊細であることもわかっています。

彼らはつねに群れを作って生活していますが、群れの中には明確な上下関係があります。ときに、この上下関係を巡って争いや衝突が起こることもあり、ゴリラはそのために大きなストレスを抱えてしまうそうです。

また、彼らは自分が怪我をするリスクがあると考えると、多少の怒りはがまんして争いを避け、そのことでストレスを溜めてお腹を壊したり、心臓病になってしまったりすることもあるのです。

さながら職場の人間関係で悩み、ストレスで胃潰瘍になったり、うつ病になったりする、わたしたち人間の姿を見ているかのようです。

人間もゴリラも、ストレスが溜まれば心身の健康を損ないます。

そもそも、うつ病などのストレス疾患を持つ人は、心臓病のリスクが著しく上昇することが明らかになっています。

トーマス・ホルムス氏とリチャード・ラーエ氏の調査で、さまざまな出来事の精神的ストレスの大きさを点数化する試みがあります〈表1〉。

この研究によると、過去一年間に生じたストレスの点数の合計が二〇〇〜二九九点の場合は五〇％の確率で、三〇〇点以上の場合は八〇％の確率で、何らかの病気になると報告されています。(12)

ストレスが大きければ大きいほど、病気のリスクも上がっていきます。

ですから、自分のストレスの状態を正確に理解し、把握しておくことが重要になってくるのです。

皆さんもぜひ、この表を使って、自分のストレス状態と病気のリスクについて、チェックしてみてください。

表1

順位	日常の出来事	ストレス強度	順位	日常の出来事	ストレス強度
1	配偶者の死	100	22	仕事上の地位の変化	29
2	離婚	73	23	子女の結婚	29
3	夫婦別居	65	24	親戚関係でのトラブル	29
4	刑務所への収容	63	25	個人的な成功	28
5	近親者の死亡	63	26	妻の就職・退職	26
6	本人の大きなけがや病気	53	27	進学・卒業	26
7	結婚	50	28	生活環境の変化	25
8	失業	47	29	個人的習慣の変更	24
9	夫婦の和解	45	30	上司とのトラブル	23
10	退職・引退	45	31	労働時間や労働条件の変化	20
11	家族の健康の変化	44	32	転居	20
12	妊娠	40	33	転校	20
13	性生活の困難	39	34	レクリエーションの変化	19
14	新しい家族メンバーの加入	39	35	社会活動の変化	19
15	仕事上の変化	39	36	宗教活動の変化	18
16	家族上の変化	38	37	一万ドル以下の借金	17
17	親友の死	37	38	睡眠習慣の変化	16
18	配置転換・転勤	35	39	家族の数の変化	15
19	夫婦ゲンカの回数の変化	35	40	食生活の変化	15
20	一万ドル以上の借金	31	41	長期休暇	13
21	借金やローンの抵当流れ	30	42	クリスマス	12

人は、その高い知能を使って、さまざまなことを考え、しばしば考えすぎてしまいます。

「今の仕事は嫌だけど、辞めたらまわりに迷惑をかけるから我慢しよう」

「家族のこともあるし、収入がなくなったら大変だから我慢しよう」

「まだ若手だし、自分のキャリアを傷つけたくないから我慢しよう」

こんなふうに、少々嫌なことがあっても、我慢しながら、そしてストレスを溜めながら生きているのです。


人間は、当然ゴリラよりもずっと知能は発達していますが、自分の心身の状態に気づく能力は、ゴリラよりもずっと低く、鈍感とも言えるでしょう。

これは、人間がもっとも知能の発達した生き物であるがゆえでもあります。

知能が高いから、「ちょっと嫌だからと言って辞めてしまったら、将来どうなってしまうのか」と先々のことを考えて不安が生じ、現状を変えられずにストレスが溜まっていってしまうのです。


もちろん、健康やお金、人間関係などについて、心配したり、不安を抱えたりするのは、人間として当たり前のことです。不安を抱えることがすべて悪いわけではありません。

二〇一七年のカリフォルニア大学の研究によると、心配することは将来的に自分を守り、問題を未然に防ぐ行動を起こさせるモチベーションになると明らかにしています。(13)

行き過ぎない程度に不安を抱え心配をする女性は、健康診断の受診率も高いことなどから、過度に不安を抱え心配しすぎる人や、逆に不安がなく無頓着すぎる人に比べて健康であることが明らかになっています。

このように、不安や心配は、将来起こりうる脅威や困難に備えるよう促してくれる、一種の未来予報でもあるのです。

けれども、あまりにも不安が強すぎる人は、自分自身の思い込みによって身動きが取れなくなってしまいます。その結果、心身どちらにとっても有害な影響を与えてしまうこともわかっています。

それでは、人の不安や心配ごとは、的中するのでしょうか。

じつは、人が不安に思うことのほとんどは、現実には起こらないという研究結果が出ています。米ペンシルベニア州立大学の臨床心理学者ルーカス・ラフレニエール氏が行った研究によれば、不安が強い人が抱える心配ごとのうち、九一・四%は実際には起こらなかったそうです。(14)

つまり、**人間が持つ不安のほとんどは、ただの杞憂に過ぎない**のです。

この調査は、不安が強すぎる「不安障害」と呼ばれる患者に向けた、あらたな「認知行動療法」という精神療法についての実証研究でした。

不安障害の患者に心配ごとを記録してもらい、それがいかに無用な心配であるかを納得してもらうことで、症状を緩和させるという治療方法でしたが、研究に参加した人たちは、自分の心配がまったくの的外れだったことがわかると、徐々に将来への不安が和らぐ傾向にあったと言います。

・自分自身の思い込みや過剰な不安を再認識する。
・それは本当に起こりうることかどうか、記録して確かめる。
・もし不安が的中してしまった場合、それによって自分は破滅してしまうのか、それとも、乗り越えるべき障害やあらたな道を拓くための正当な試練なのかを検討する。

こうして悩みを整理整頓していくことで、自分が思い込んでいる不安についてあらためて再認識し、乗り越えていくことができます。

そして、これこそ、「メタ認知」を使って自分を客観視することで可能になるプロセスなのです。

もしあなたが、自分の心配ごとや将来に対する不安で思い悩んでいるのであれば、一度あなたのゴリラと一緒に、それらを整理整頓してみましょう。

そうすることで、部屋の片づけをするように、無用な不安はきちんと引き出しにしまうことができるようになるのです。

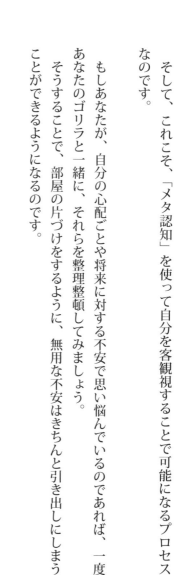

- ゴリラは知能が高いがために、我慢してストレスを溜めてしまう動物だ。
- ゴリラも人間も、我慢してストレスが溜まりすぎると病気になる。
- 不安のほとんどは「思い込み」である。
- 不安もメタ認知で整理整頓すれば、乗り越えられる。

ソクラテスとゴリラ

ここまでお伝えしてきたように、ゴリラはとても頭のいい動物です。好奇心も旺盛で、あたらしい刺激や興味をそそられるものに対してよく反応し、必死に追いかけようとします。

好奇心とは、わたしたちが成長をするための「気づき」の源でもあります。

わたしたちはふだん、さまざまなしがらみや固定観念の中で、いわば〝色眼鏡〟をかけて世界を見ています。

しかし、その色眼鏡を外して、**「自分がいかに何も知らないか」ということに気づくことが、大きな成長の第一歩**なのです。

メタ認知を獲得するためには、「メタ認知的知識」と「メタ認知的活動」の両方のプロセスが必要になることは、すでにお話ししたとおりです。
そして、このメタ認知的知識を得るためには、わたしたちが持つ「知りたい」という根源的欲求である好奇心を刺激して、知識をつねに増やし続けていく必要があります。

古代ギリシャの哲学者ソクラテスは、「自らの無知を自覚することが真の認知に至る道である」という「**無知の知**」を説きましたが、最新の科学研究により「知識が多い人ほど、自分の知識の限界を認識し、間違いの指摘や他人のアイデアを認めて、思考が発展しやすい」ということが明らかになっています。(15)

心理学者エリザベス・クラムレイ・マンカソ氏の研究によれば、「間違いは起こるもの」「自分の知識は限られている」などと、自分の限界を冷静に判断できる「intellectual humility」(知的謙虚さ) の高い人ほど、知識が豊富であることが判明しました。

知的謙虚さと知識の豊富さとの間につながりがあることは、ほかのさまざまな研究でも明らかになっています。自分の限界を知り、あらたな知識を得ることに貪欲な姿勢を示せる人ほど、知識は多く貯えられるのです。

一方で、この研究では、知的謙虚さのない人は、自分の認知能力を過大評価する傾向があることも示されました。

わたしたちにとって「知らない」「わからない」ということは、好奇心による今後の伸びしろの大きさを表してもいると言えるのです。


わたしたちが思考を広げ、自分に足りない知識やあらたな才能への「気づき」を受け入れるためには、先入観や偏見、思い込みなどは邪魔になります。

とくに、メタ認知能力の低い人ほど、こうした先入観や偏見によって、あたらしい知識を獲得することができなくなってしまうのです。

わたしたちが先入観や偏見を持たずにあたらしい視点を得て、視野を広げるために重要なのは、もし相手の言動に違和感を持ったとしても、**「相手がおかしい」と考えるのではなく、「相手と自分とは別の世界があることを受け入れる」**ことです。


人はそれぞれ、異なる価値観を持っています。信じるものも違えば、死生観も違います。もちろん、考え方も異なります。

ですから、たとえ他人の意見が自分にとって違和感を抱くようなものであっても、それは決して「間違い」とは言えません。

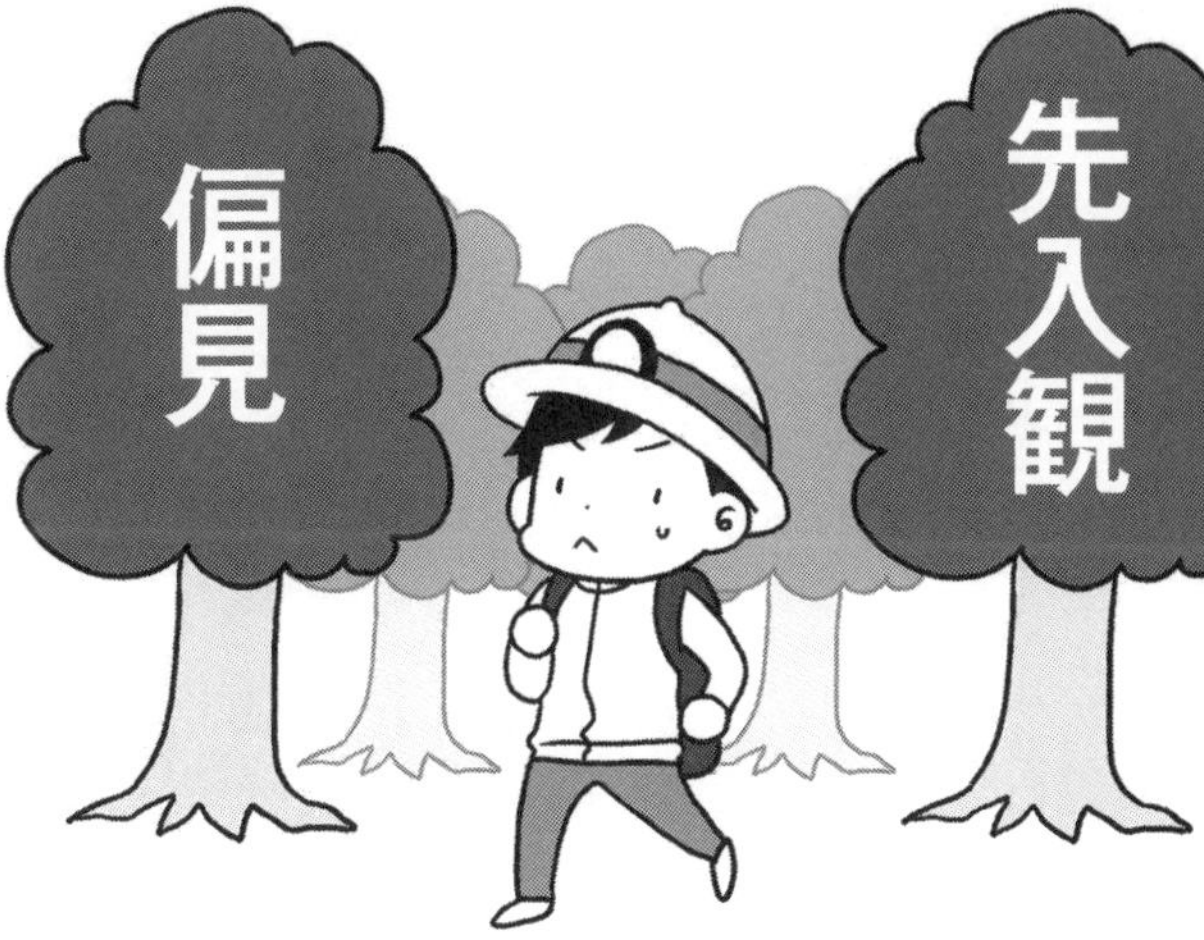

メタ認知的知識の獲得に至るまでの最初のプロセスとしては、まずその異なった意見を受け入れてみる、ということが必要なのです。

「近ごろの若いやつはなってない」

「男は何にもわかってない」

「宗教には絶対に近づくな」

巷ではこんな話もよく耳にします。

ツイッターなどSNS上においても、誰かの言動に批判が集中し、「炎上」と呼ばれる現象が起きることもよくあります。


しかし、一方的に批判をするのではなく、「なぜそのような考え方に至ったのか？」と、相手の思考の裏側にあるものにまで思いを巡らせ、理解しようという姿勢で考えてみると、あたらしい視点を得ることができるようになります。

少なくとも、自分の「メタ認知的知識」を増やし、メタ認知能力をより向上させるには、自分が今まで考えてもみなかった発想や、取り入れてこなかった知識を受け入れることが必要不可欠なのです。


ゴリラは好奇心の塊のような生き物です。

ゴリラが自分の好奇心を満たそうとする背景には、ただ「好奇心を満たして楽しみたい」という欲求があるだけです。そこに偏見やしがらみはありません。

わたしたちも余計なことを考えず、ゴリラのように、ただ「知らないことを知りたい」という純粋な知識欲を満たしていけばよいのです。


二〇〇六年までレギュラー放送され、その後何度も特番が組まれた「トリビアの泉」というテレビ番組があります。

この番組は「生きていく上で何の役にも立たない無駄な知識、しかし、つい人に教えたくなってしまうようなトリビア（雑学・知識）」を一般公募し品評していくという、「無駄

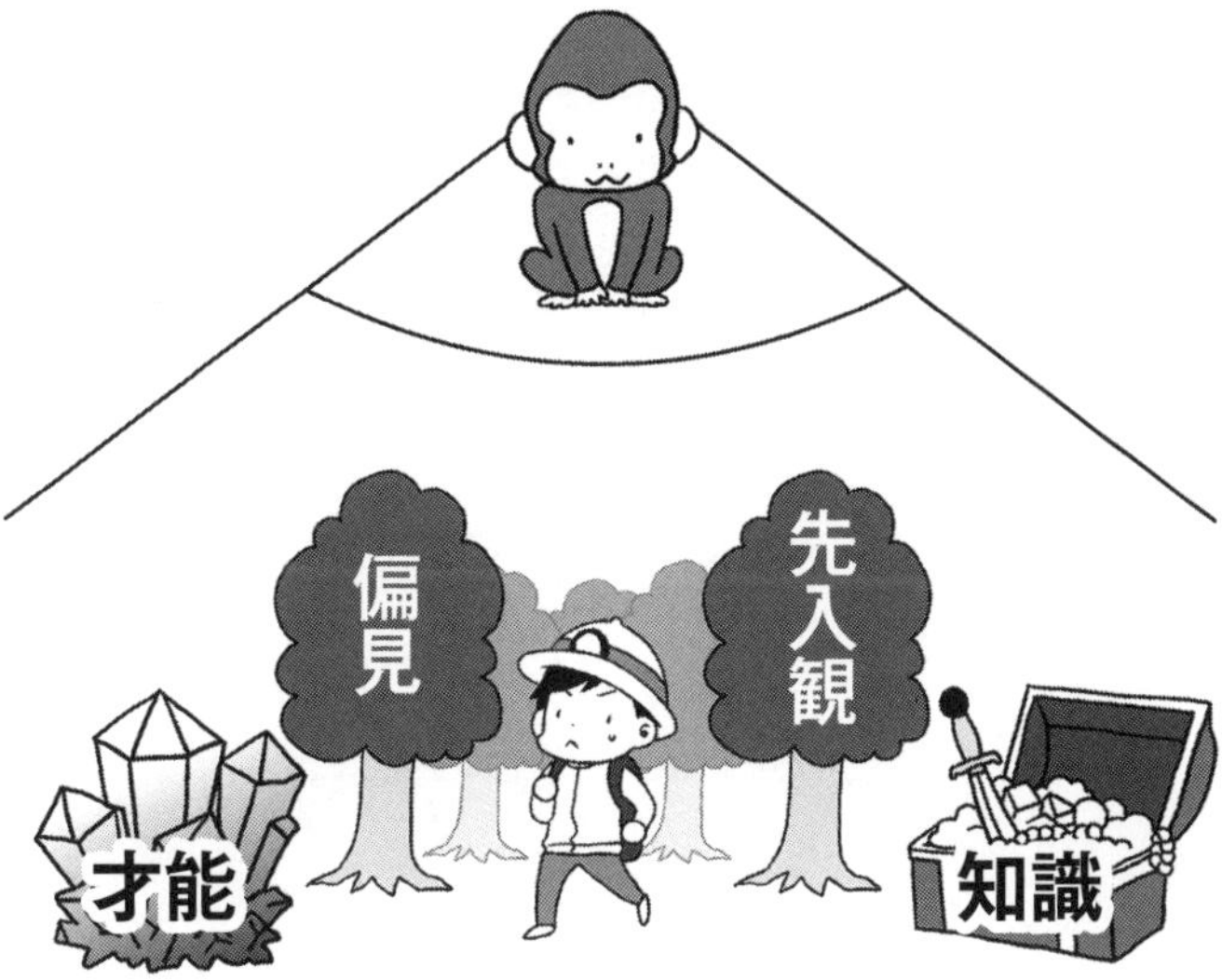

な知識」で好奇心を満たして楽しむ番組でした。

このテレビ番組は、深夜番組からスタートしたにもかかわらず、瞬く間にお茶の間の話題となり、視聴率二五％を叩きだし社会現象にまでなりました。

ここまでこの番組に人気があったのは、好奇心を満たす楽しみを、多くの人が求めていたということなのだと思います。

そもそも、わたしたちが「知らないことを知りたい」と思う欲求は、本来根源的なもので、それはとても強いものです。

そしてそれこそ人間の叡智であり、人間そのものとも言えます。

この〝好奇心〟という欲求を邪魔して、遠ざけているものが偏見やしがらみです。

それらを捨てて、高次の視点、つまり「ゴリラ目線」で眺めてみると、次に自分が必要となる知識を選択し、成長のために効率的に吸収していくことができるようになります。


繰り返しになりますが、人が持つ価値観はそれぞれです。

そして、そこに「差」はあれども「間違い」は存在しません。

まずは違いを認めることが第一歩です。その違いに気づき、相手は自分の知らない見え方を教えてくれている、と考えて受け入れることが、メタ認知を獲得するために大切なプロセスなのです。


しかし、「違いを認める」と言っても、「あの人は自分とは違うから理解できない」ということになると、それもまた偏見になってしまいます。

自分とは違う意見も、ぜひあなたのゴリラと一緒に、高い場所から眺めてみてください。

それがメタ認知獲得のための重要な一歩なのです。

・メタ認知のためにはあらたな知識を入れるべき。
・メタ認知的知識を得るためには偏見や先入観はジャマ。
・思想や考え方に〝間違い〟は存在しない。ただ〝世界の見え方が違う〟だけ。
・ゴリラのように、「知りたい」という欲求に素直に従ってみよう。

「ひらめき」とは才能ではない

これまでメタ認知は、人間に特有の能力と考えられてきました。

しかし、最近の研究では、メタ認知は人間だけでなく、類人猿やイルカなども持っている能力であることがわかりました。研究結果によると、彼らは自己認知やモニタリングを行うことで不確実性を軽減していることが明らかとなっています。(16)

知能が高い生き物は、基本的にメタ認知能力が備わっており、それによって未来に対する不安や恐怖を軽減させることができるのです。


チンパンジーを用いた有名な実験があります。左の絵を見てください。この洞察学習実験はよく知られていますが、その本質的な面については正確に理解されていないかもしれません。

この実験は、ドイツの心理学者ヴォルフガング・ケーラー氏が、類人猿の学習法についい

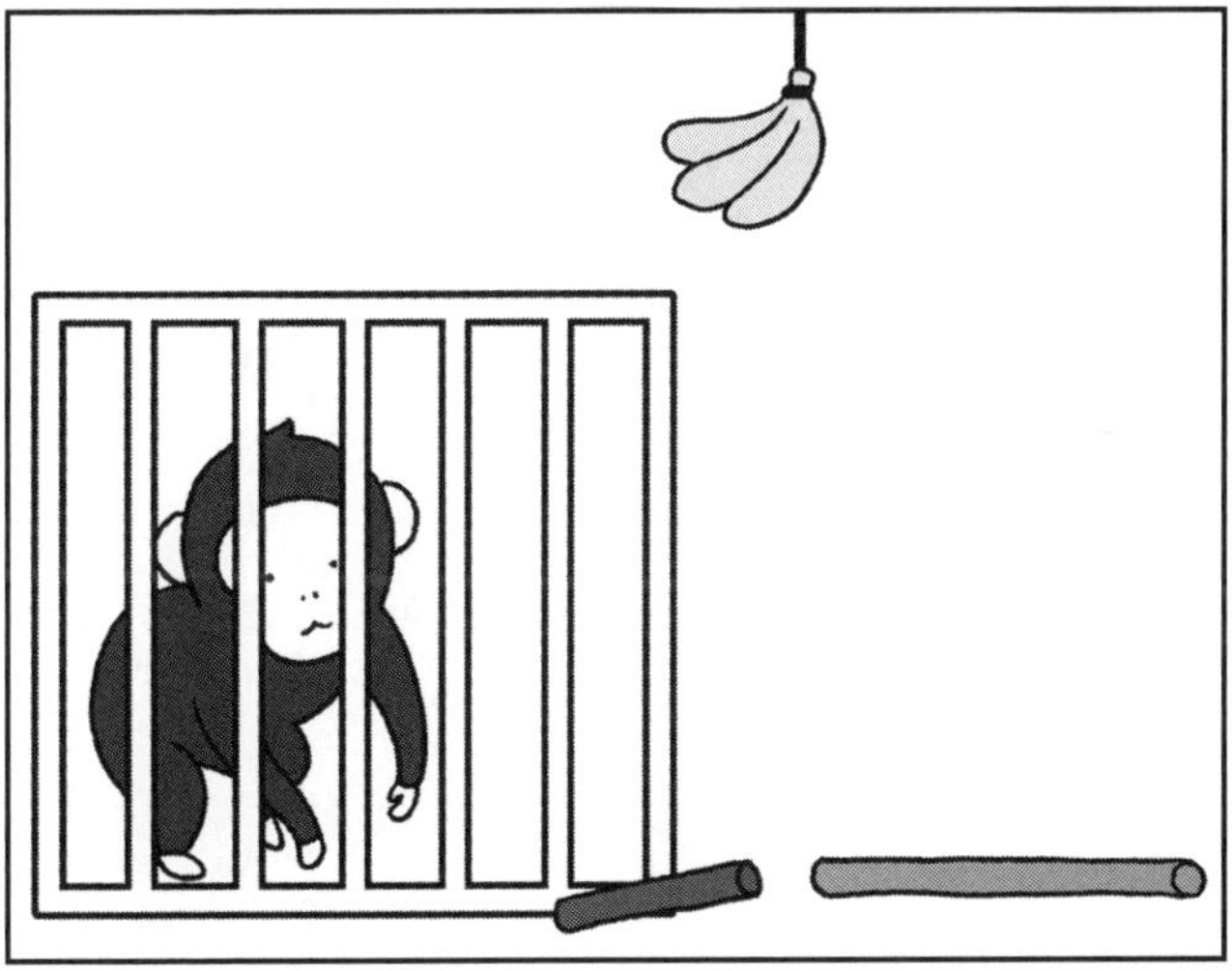

て調査するために行われたものです。
檻に入れられたチンパンジーが、檻の外に置かれたバナナをどのように取るのかを観察したのですが、檻の外には、チンパンジーの手の届く場所に短い棒、手の届かない場所に長い棒が置かれました。

さて、チンパンジーはどのようにバナナを取ろうとしたでしょうか。

考えられる方法としては、まず短い棒を取り、それを使って長い棒を手繰り寄せ、その長い棒を使ってバナナを取る、というものがあるでしょう。

しかし、果たしてそんな方法をチンパンジーが考えつき、実行することができるでしょうか。

実験前の予想では、チンパンジーは失敗を繰り返し、たまたま成功するまでひたすら同じことを繰り返すのではないか、という「試行錯誤説」が考えられていました。

実際、何匹かのチンパンジーは、短い棒を使って届かない場所にあるバナナを引き寄せようとしましたが、失敗して檻の中で暴れるなど、粗暴な行動を取っていました。

しかし、ある一匹のチンパンジーは、周囲を見回し、ほかのチンパンジーの失敗を見ているうちに、突然短い棒を使って長い棒を手繰り寄せ、そして長い棒を使って目的のバナナを手に入れることに成功したのです。


これは驚くべきことです。成功したチンパンジーは、簡単にバナナが取れないことに「気づき」、自分の周囲を「洞察」し、「ひらめき」によって成功に至ったのです。

この洞察学習こそが、**自分の行動をモニタリングし、行動をコントロールする「メタ認知的活動」の原理**そのものなのです。

さらに、この洞察学習で得た知識は、次に同じ状況に立ったときにも繰り返され、長期的な記憶として保管されやすいことも明らかになっています。

この洞察学習実験の特徴は、「突然ひらめく」ということです。

成功にたどり着いたのは、繰り返しチャレンジしたチンパンジーではなく、メタ認知が優れたチンパンジーが「ひらめいた」ことがきっかけだったのです。

やみくもに回数を重ねていれば、そのうち知識が身について成功する、という考えは誤りだったことがわかります。


もちろんこれは人間の学習においても同じことが言えます。

日本のこれまでの学校教育では、知識の獲得のためには意味など求めずに繰り返し反復練習をすることが求められてきた傾向があります。

あとで述べるように、反復練習自体には大きなメリットがありますが、本当に効果的な学習を行うためには、メタ認知を働かせ、学習することの意味を客観的に捉えることこそが必要なのです。

「何のために学習するのか?」「目標は何か?」ということを明確にしたうえで学習を続けることで、その効果は何倍にも向上し、重要な「ひらめき」を得ることにもつながります。

そして、これは勉強だけの話ではありません。ビジネス思考や仕事の効率化、料理や芸術活動など、あらゆる分野において、その技術向上のために応用することのできるスキルなのです。

チンパンジーが先ほどの実験で行った「メタ認知的活動」は、自分を客観的に評価して、その結果により自身の行動をコントロールしていくことです。

チンパンジーにもできるのですから、人間だってできないはずはありません。

自分を客観的に評価するためには、自らの長所や短所を〝第三者的に〟捉える必要があります。

長所や短所を自分で考えると、どうしても偏見が入りやすく、また失敗体験やトラウマが強い人ほど、自分の短所にばかり注目してしまいがちです。

しかし、ゴリラ目線で考えてみたら、どうでしょうか。

ゴリラから見れば、長所も短所も、両方ともあなたの特徴であり、才能なのです。

近年、注意欠陥・多動性障害（ＡＤＨＤ）という発達障害が注目されています。

ＡＤＨＤの人は「落ち着かず」、「話に集中できず」、「行動を周囲に合わせられない」といった特徴があり、周囲からネガティブに受け止められてしまうことがしばしばあります。

しかし、同時にＡＤＨＤの人は「活動的」で、「独創性」があり、「冒険心が強い」というポジティブな特徴もあります。なかなか人が思いつかないようなことを思いつき、実現させていく力を持っています。

たとえば、電球や蓄音機など、生涯で一〇〇〇件以上にも及ぶ発明を残したトーマス・エジソンは、ＡＤＨＤの兆候があったと言われています。また、現代ではトム・クルーズやスティーブン・スピルバーグといった世界的な有名人も、ＬＤ（学習障害）という発達障害を抱えていることを公表しています。

このように、人より抜きん出た才能を持つ人は、逆にどこかで圧倒的にうまくできないことがあるのかもしれません。

長所と短所は表裏一体であり、うまくできないマイナス部分が多いほど、それをプラスに転用させることができれば、爆発的な能力を発揮することができると言えるでしょう。

こわがりで泣き虫な人は、繊細で共感力のある人。ぐうたらでだらしない人は、おおらかで強いアイデンティティを持っている人。周囲からマイナスに受け止められたり、自分が欠点だと思い込んでいたりすることも、裏を返せばプラスの才能と捉えることができるのです。

もちろん、何でもポジティブシンキングで解決できるわけではありませんが、短所だけを見るのではなく、その裏側にある長所もきちんと捉えて総合的に見ること、これはメタ認知を働かせることによって可能になります。


ゴリラは先述した通り、臆病で気弱な面があります。

しかし、それも一つの特徴でしかありません。

「臆病な性格」というややマイナス要素の強い表現をするか、「用心深く、ジャングルに必要な危機管理能力に長けている」というプラス要素の強い表現をするかは、あなた次第なのです。


まずは、ゴリラ目線で自分の特徴を客観的に捉え、それをプラスの表現に変えて長所として捉えてみましょう。

それができたら、メタ認知的活動によって、その長所を活かす方法を客観的に分析し、長所を活かせる環境を整えていけばいいのです。

安定と成功を得るためには、それが最善の方法であり、あとはモチベーションと運だけの問題です。

そして、メタ認知的活動を続けるということそのものが、そのままモチベーションと運を上げることにもつながるのです。

マインドマップ（おさかなのカタチ）

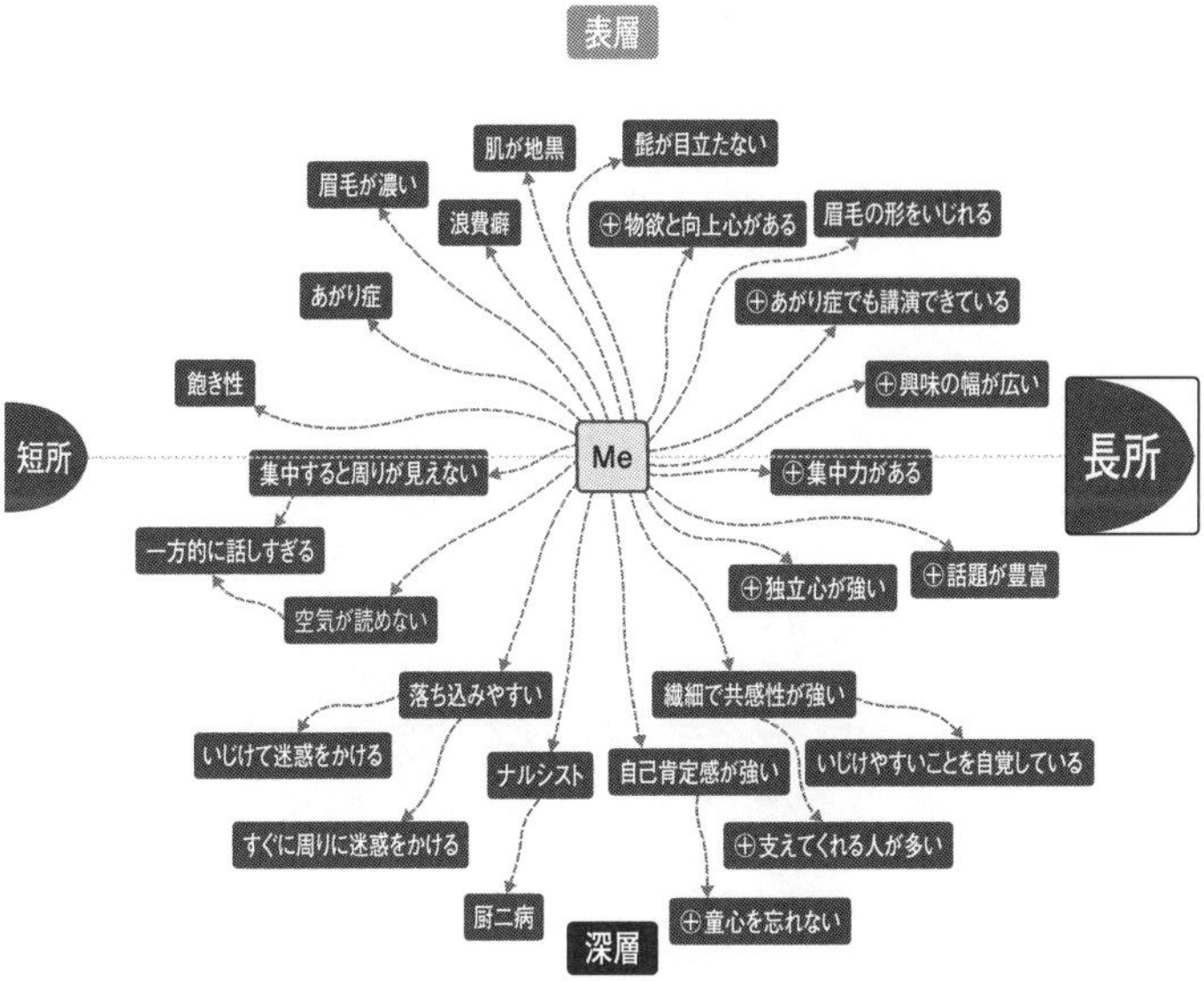

もし、自分の長所がわからないという人は、自分の短所をできるだけ多く挙げてみてください。理論上は、その短所と同じ数だけ長所があるはずなのです。

わたしの場合はよく、マインドマップとして自分の長所と短所を整理し、可能な限り左右対称な〝おさかなのカタチ〟になるようにしています。

最初はこじつけの長所でもいいので、ぜひあなたの特徴を言語化して、たくさんの長所を生み出していきましょう！

- メタ認知はチンパンジーでもできる。
- ひらめきはメタ認知で鍛えられる。
- ゴリラ目線で見れば、長所も短所もただの「特徴」。
- プラスにするかマイナスにするかはあなた次第。
- 短所が多ければ多いほど、長所も多い！

ココロにいつもゴリラがいる世界

ここまで繰り返しお伝えしてきたように、メタ認知は、わたしたちが生きていくうえで、とても大切なものです。

そんなメタ認知は、じつはとても身近なもので、ふだんから無意識のうちに使っているものでもあるということが、おわかりいただけたかと思います。

たとえば、いつも忘れ物ばかりしてしまう人は、「自分は忘れ物が多いから、注意しよう」と考えるかもしれません。

さらに、メタ認知が鍛えられた人は、「自分は忘れ物が多いから、今日のうちに明日の準備をして、忘れ物があってもカバーできるように早めに行動しよう」といったように、自分の特性にあわせて行動を修正していくことができます。

この技術は、もともとメタ認知のうまい人は何気なく使っている方法の一つでもあります。しかしこれは、生まれ持った知能によるものではなく、誰にでも習得可能な技術です。そして、メタ認知はメンタルヘルスだけでなく、仕事や家事、子育てや芸術活動、スポーツに至るまで応用でき、さまざまな分野のハイパフォーマーが身につけている技術でもあります。

メタ認知の技術には個人差があり、人によって得手不得手はあります。

そして、前節でのチンパンジーの実験のように、この技術は誰もが同様に持つものではありません。

「メタ認知」という技術があることを知り、意識して取り組んだ人だけが身につけられるツールなのです。

なぜ、「メタ認知」は〝ツール〟と表現されるのでしょう?

それは、メタ認知をうまく使いこなすためには、ときに、自分のメタ認知を〝取り外す〟ことも意識しなければならないからです。

メタ認知は自分の行動や考え方を修正してくれる素晴らしい技術ですが、その技術に傾倒しすぎると逆に視野が狭まってしまうという、「逆転現象」が起こってしまうこともあります。

人は無意識のうちに自分の限界を作ってしまいがちです。

「自分はもう歳だから……」

「自分は臆病な人間だから……」

「自分は才能がないから……」

このように、ありもしない限界を、自分で無意識的に作ってしまい、発想力や活動性を自ら潰してしまったりします。

この考え方を「メタ認知的思考」として考えるならば、客観的に評価した結果で自身の行動をコントロールしているわけですから、一見正しくも思えますし、失敗も少なくなるでしょう。

しかし、この考え方に染まりすぎると、逆に固定観念にとらわれすぎてしまい、自分自身を過剰に低く評価してしまうことになるのです。

このようになってしまう人は、往々にしてメタ認知についての捉え方を〝間違えて〟いると言えるでしょう。

メタ認知とは自分を客観的に見る技術です。

自分を「こういう人間だ」と無理やりカテゴライズしたり、他人が決めた〝自分像〟に

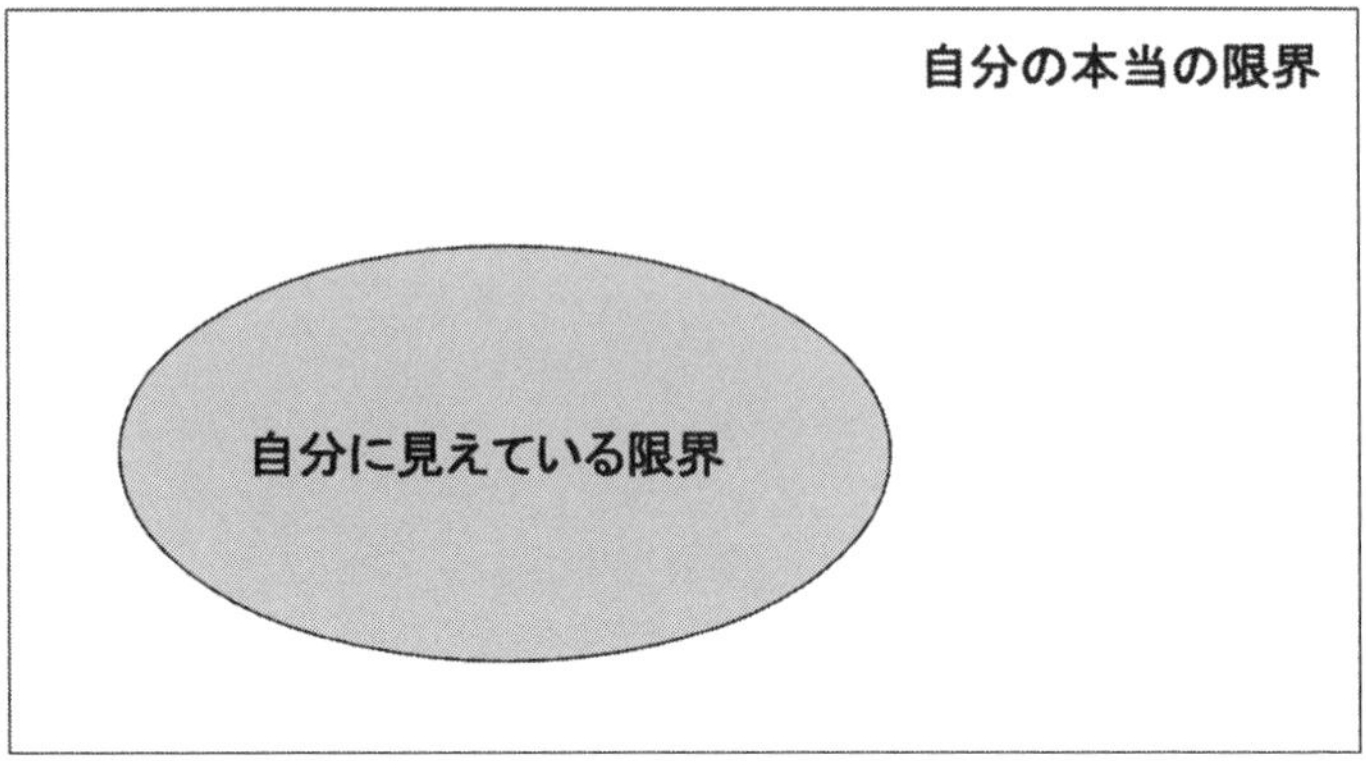

無理をして自分を当てはめようとすることではありません。もっともっと大きな概念なのです。

上の図のように、メタ認知を「自分を客観視して自分の限界を決める」と捉えてしまうと、本当の自分の限界や本当の自分の才能にたどりつけずに、〝あきらめるクセ〟がついてしまいます。

自分自身に見えていない才能やあたらしい世界を見つける、視野を広げることが、メタ認知の大切な役割です。

決して、他人が「こうあるべき」と決めた固定観念に沿う必要はありません。

自分のやりたいと思ったこと、自分にとってのあたらしい刺激を手にする〝可能性を広げるための技術〟なのです。

そこに「気づけない」ままメタ認知を意識しても、

自分の可能性をつぶす枷《かせ》にしかなりません。

壁にぶち当たり前に進めない、身動きが取れない状況に陥ってしまったときには、あえて自分のメタ認知能力が決めた限界を取り外し、〝殻をやぶる〟必要があるのです。

なぜなら、あたらしいことに挑戦しつづけるモチベーションを生むことこそが、メタ認知を鍛える真骨頂だからです。


人間とは、「失敗ができる」という〝才能〟にあふれた生き物です。

たとえば、あなたが最近、失敗ばかり続いているとします。

何をやってもうまくいかず、仕事で上司に叱られ、誰にも相談できず、「なんで自分はもっと上手にできないんだろう」と落ち込んでいると仮定します。

そんなとき、メタ認知がうまくできていないと、失敗の原因を自分の内面だけのせいにします。

「自分の失敗は自分のせいだ」

「失敗が続いているのは自分に才能がないからだ」

こういう自虐的な思考は一時的な精神の安定につながる「麻薬」になりますが、この麻薬に浸りすぎると人間は心の安定を保てなくなり、うつ病のように自分の価値を感じられなくなります。


そんなときはあえて、ムリヤリ「言いわけ」を考えてみましょう。

ここでゴリラの出番です。ゴリラだったらどう言うか、ちょっと考えてみるのです。

視点を外して考えてみることで、失敗の原因を自分の内側だけにフォーカスしすぎずに、外側にも意識を向けることができるようになります。

ゴリラならきっとシンプルに、

「そもそも無理なスケジュールだったじゃん？」

などと、シンプルに答えてくれることでしょう。

もう少し人間的な答えを考えてみるとすれば、

「今回は失敗したかもしれないけど、そもそも納期がとても短かったし、自分が悪いって決めつけるのって良くないんじゃない？」

「だいたい、無理なことを押しつけてくる職場環境にも原因があるし、強いて言うなら『断る力』を磨いたり、『スケジュール管理』を徹底したりすれば？」

「失敗が続いてるみたいだけど、失敗を恐れて初動が遅くなっていない？　もっと自分に向いた仕事ができる部署に異動させてもらえるように上司に言ってみる？　それとも、いっそのことあんな会社やめて独立してみたら？」

といったように、失敗したときについネガティブに考えすぎてしまう癖を、視野を広げるためにあえて「言いわけ」する癖に置き換えてみましょう。

日本の社会では、言いわけはまるで悪いことのように教育されます。

しかし、**「言いわけができる」ということは、「伸びしろがある」ということ**でもあるのです。

自分の失敗の原因を自分だけに求めずに、自分の外側にも目を向けることができると、そこから同じ失敗を繰り返さないための対処法を生むこともできるようになります。

ありきたりな言葉かもしれませんが、何かに挑戦している人にしか、失敗もできません。失敗を次に活かすことができるかどうか、そして、失敗すらモチベーションに変えられるかどうかなのです。

メタ認知を鍛え、自分のモノにして客観的に（ゴリラ視点で）自分が見れるということは、言うなれば自分のなかに「一匹のゴリラ」を住まわせるようなものです。

自分に自信がない、どうすればいいのかわからない状況でも、ゴリラの視点から、合理的に次に進む道をガイドしてくれます。

また、たとえ失敗し、暗礁に乗り上げてしまったとしても、光り輝く灯台のようにあなたを導き、安定した精神状態に引き戻してくれます。

そんな、「あなただけのゴリラ」を心に住まわせる方法について、次章からいっしょにトレーニングしていきましょう。

- メタ認知は身近なもの。
- メタ認知で自分の限界を決めすぎるのは逆効果。
- 失敗したら積極的かつシンプルに「言いわけ」を考えてみる。
- ゴリラは迷えるあなたのガイド役。心にゴリラを住まわせよう！

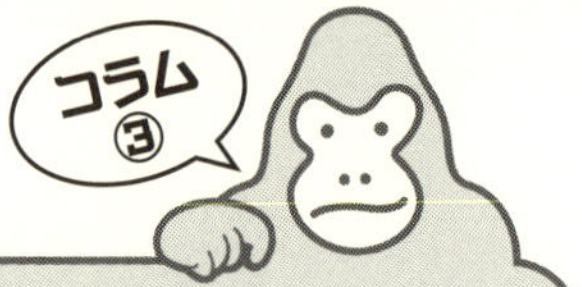

マインドフルネスとしての「メタ認知」

近年、マインドフルネスブームが高まっています。

「マインドフルネスとは何か？」と尋ねると、「今、この瞬間に意識を向けて、評価をせず、とらわれのない状態でただ観ること」という答えが返ってくるでしょう。

要は、「しがらみや評価を意識から外して、ただ自分を見つめること」がマインドフルネスの考え方であり、これは〝意図的にメタ認知をすること〟とも取れます。

このマインドフルネスは、ストレスの軽減や、さまざまな精神疾患の治療にも有効と言われていますが、その効果はそれほど大きいものなのでしょうか？

マインドフルネスは多くの研究でその有効性が謳われ（⑥⑦⑧）、今や一〇〇〇億円超の市場を生み出しているとされますが、逆に、これらの効果は根拠に乏しく、効能が過大広告されていることも同時に明らかにされています。（⑨）

マインドフルネスにより不安や抑うつ、痛みなどに対して有効性があることについては、否定されているわけではありません。しかし、「その効果には大きな個人差がある」という点が、もっとも強調されています。

実際、マインドフルネスの定義は非常に多様化しています。本来、マインドフルネスは仏教用語の「サティ」（特定のものごとを心に留めておくこと）を意味していました。しかし、さまざまな学者や企業が「マインドフルネスによるストレス軽減」を大々的に宣伝するようになり、欧米で人気を集めるようになりました。マインドフルネスへの期待は年々高まり、あたらしい瞑想法や運動法なども生みだされるような状況になっています。

学者たちが注意を促しているのは、「十分な科学的評価がないのに、誇大的な宣伝で、過剰に持ち上げられている」という点です。マインドフルネスは個人的な経験であり、効果や理解にも当然ながら個人差があります。

また、多様化したマインドフルネスの方法論は、さまざまな瞑想法やマインドフルネスストレス逓減法、弁証法的行動療法（DBT）など、人の数ほど存在しており、「すべての人間に、平等に有効なマインドフルネス」などは存在しないのです。

だからこそ、「メタ認知」により「自分はマインドフルネスが必要な状況か？」

と自己評価することが重要なのです。

マインドフルネスには大きなデメリットも存在しています。それは「現状に満足してしまい、ストレスを感じなくなってしまうこと」です。

そもそもストレスとは、適度なレベルであれば「モチベーション」につながるものです。また、創造性も、適度なストレス下でこそ生まれやすいことも明らかになっています。これらのストレスやモチベーションを根こそぎ奪ってしまうマインドフルネスは、人によってはマイナスに働く場合もあるのです。⑩

わたしたちは、良くも悪くもストレスと付き合いながら生きることを余儀なくされており、ただやみくもにストレスを否定するだけでは生活への刺激を失ってしまいます。

かといって、ストレスフルな状況下に自分を置きすぎると、疲弊し生活に潤いがなくなってしまいます。

自分の状態を正確に把握して、自分には今、何が必要なのかを理解するためのメタ認知が、マインドフルネスを実践するためには大切なのです。

第4章

「ゴリラ式メタ認知トレーニング」の実践

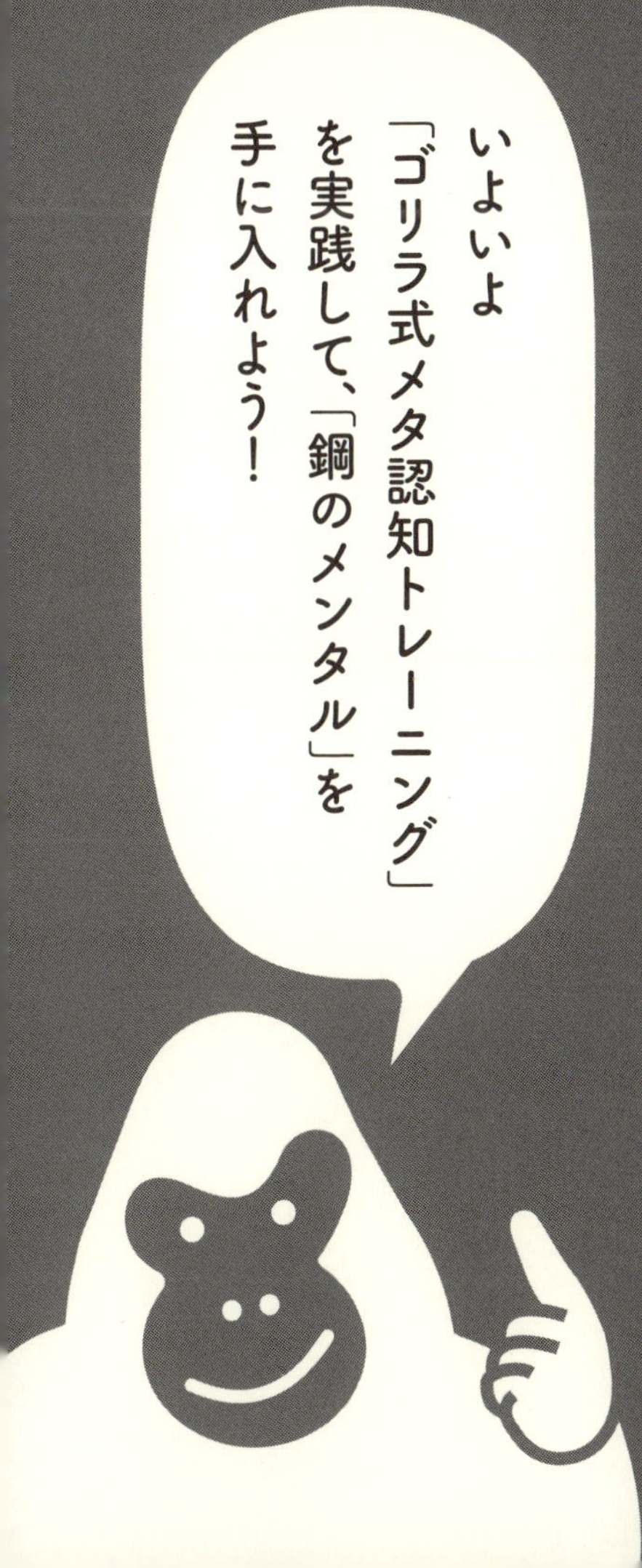
いよいよ
「ゴリラ式メタ認知トレーニング」
を実践して、「鋼のメンタル」を
手に入れよう！

STEP 0 まずはゴールから考えよう

さて、それではここから、誰でも簡単にメタ認知を身につけることのできるトレーニング、**「ゴリラ式メタ認知トレーニング」**の実践に移っていきたいと思います。

しかし、トレーニングの実践に移る前に、まずは大前提として考えておきたいことがあります。

それは、**「自分のゴールはどこか?」**ということです。

これからスタートすることなのに、先にゴールを考えるというのは、ちょっと妙な話に聞こえるかもしれません。

しかし、ものごとはゴールから逆算して考えたほうがうまくいくことが多いのです。

これはメタ認知だけの話ではありません。何か計画を立てるとき——たとえば試験勉強を始めるときや、会社を設立しようとするとき、あるいはダイエットを始めるときなども同様です。まずは自分のゴールをしっかりと見据えることが重要になります。

メタ認知は、もっとも効率的な方法で行動を修正していくスキルです。

メタ認知で自分の場所は把握できても、進むべき目的地が見えていなければ、どこに向かえばいいのか、どのように行けばもっとも効率的なのかがわかりません。

ということは、ゴールが見えていなければ、正しい方向がわからず、効率的な行動を取ることができません。

ですから、最初に自分のゴールを明確化することが非常に重要なのです。

ここで重要な点として、『目的』と『目標』を混同しない」ということがあります。

「目的」とは、文字どおり「目」で見える「的（まと）」のこと。

放たれた矢が到達する「的」のように、最終的に自分が到達したいゴールのことを指します。

「目標」も、文字どおり「目」で見える「標（しるべ）」のこと。

ゴールまでの道中に立つ「道標（みちしるべ）」のことを指します。

したがって、「目的」は長期的なもの、「目標」は短期的なものに設定されることが多いようです。

勉強にたとえると、自分にとってもっとも重要な「目的」が、テストでいい点を取って内申点を上げることなのか、それとも希望の学校に進学することなのか、自分の本当のゴールを最初のうちに把握しておくことは非常に重要になります。

希望の学校への進学が目的なら、内申点だけがよくても、その学校の傾向に合わせた入試対策がされていなければ進学は難しくなります。

一方で、途中の「目標」を無視して、ゴールである「目的」だけにこだわりすぎるのも問題です。

たとえ、どれほど進学したい学校の入試対策をしっかりやっていたとしても、ふだんのテスト対策がいい加減であったり、授業の態度が悪かったりすると、内申点の評価にも響き、結局志望校の入試に影響が及びます。

また、ゴールに至るまでの間に中だるみしやすく、たどり着くことができなくなってしまったりします。

要するに、目的地までの過程が〝非効率的〟になりやすいのです。

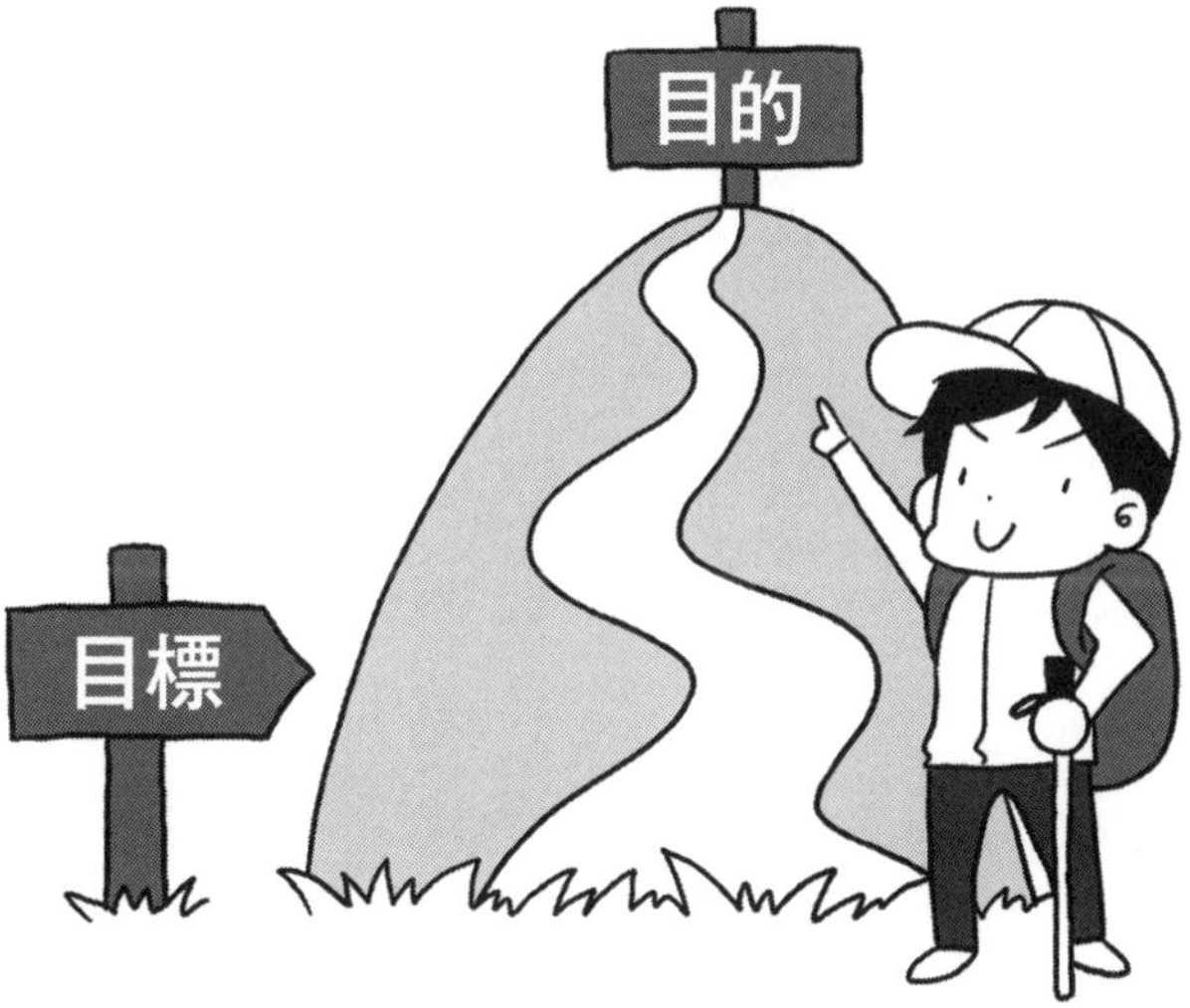

すなわち、メタ認知を行い自分の置かれている状況を把握し、目的をしっかり見据えたうえで、目標を設定しながら努力するのがもっとも合理的なのです。

ちょうど、登山家がＧＰＳ（＝メタ認知）を使いながら、道しるべ（＝目標）を手がかりに山頂（＝目的）を目指すように、しっかりと安定した足取りで進むことができるのです。

では、〝この本の〟目的は何でしょう？

この本の目的は、「メタ認知」という、さまざまな場面で応用の効く非常に有用なツールを、「ゴリラ式トレーニング」

によって皆さんに習得していただき、最終的に「鋼のメンタル」を手に入れていただくことです。

つまり、「メタ認知」の習得が「目標」、「鋼のメンタル」の獲得が「目的」と言ってもいいでしょう。

一方で、〝皆さんの〟目的は何でしょうか?

「鋼のメンタルを手に入れる」ことも、「メタ認知を身につける」ことも、皆さんにとっては、あくまで目的を達成するための〝ツール〟に過ぎず、ゴールまでの過程、すなわち「目標」でしかありません。

本当の目的は、あなた自身が決めることなのです。

「一万時間の法則」という言葉を聞いたことがありますか?

どんな分野においても、一万時間取り組めば、その分野のエキスパートになれるというものです。

しかし、「一万時間の法則」は、誰にでも必ず適用されるものではありません。

この法則は、練習時間そのものに絶対的な意味があるということを示しているのではありません。(17)

この法則を提唱した心理学者アンダース・エリクソン氏とロバート・プール氏らの著書『Peak：Secrets from the New Science of Expertise』でも、練習の総量ではなく、練習の質が重要であることが強調されています。

そして、〝天才〟と呼ばれる人は、練習の質を上げ、効率化を行うスキルが高いこともわかっています。

この研究では、学生を対象に、短期記憶の強化方法についてのフィールドワークが行われました。

このフィールドワークは、ランダムな数字を「0……3……2……6……4……3……4……4……」というふうに、毎秒一文字のペースで読み上げ、のちに同じ数字を答えてもらうという、短期記憶を評価するものです。

当初は、学生は九桁までしか覚えることはできず、一〇桁になるとまったく覚えられなかったと言います。

しかし、とある〝出題方法〟を取り入れることで、記憶力は劇的に向上しました。

その出題方法とは、まず五桁のランダムな数字を暗記し、正解すれば六桁、七桁と移行していくというものでした。

このように、正解するごとに桁数が増えていき、失敗すると桁数を下げるという方法を続けていったところ、最終的には八二桁もの数字をランダムに覚えることが可能になったのです。

この異常なほどの能力の向上は、「目的を持った練習」による効果であると、エリクソン氏は語っています。

単純な反復練習でも、「まずは○桁を覚える」といった明確な目的を持って練習をすると、練習の質やパフォーマンスを劇的に改善できるということを示していると言えるでしょう。

さらに、学術誌「Intelligence」に投稿された論文によれば、チェスや音楽などにおけるパフォーマンスに練習が与える影響は、全体の三分の一であると示されています。(18)

また、二〇年以上かけた大規模なメタ分析でも、練習がスキル獲得に寄与する効果は全体の一二%しかないこともわかっています。(19)

つまり、スキルを習得し、パフォーマンスを向上させるには、ただやみくもに練習するのではなく、「何のために練習するのか?」という目的を明確化させ、「練習の質を向上させる」ことがもっとも重要だということなのです。

したがって、人生の目的を考えることは、生きていくうえでもっとも大切なことと言えるでしょう。

ミシガン大学の研究によれば、人生に目的が持てる人は寿命が長くなる可能性が示されています。(20)

人間は自分の人生に意味がある、価値があると思えるほど幸福を感じ、ストレスが軽減するそうです。そしてそのことは、炎症反応や心臓病、血管病を抑える効果があり、寿命が延びることにもつながると言われています。

わたしたちの人生にはもっと、〝ゴールについて考える〟時間が必要なのです。

- 目的を最初に明確化すると、何でも効率化できる。
- 目的は最後の〝ゴール〟、「目標」はゴールへの〝みちしるべ〟。
- 目的を明確化すると〝練習の質〟が上がる。
- 人生にも目的を持てると幸福になれる。

STEP 1
自分ルールは「ゴリラ思考」で打破しよう

さて、それでは、ここからはいよいよ、「ゴリラ式メタ認知トレーニング」の実践に移ります。

〝トレーニング〟と言っても、それはとても簡単です。

一言で言えば、

「迷ったらゴリラに聞いてみる」

「『こんなとき、ゴリラならどうするかな？』と考えてみる」

たったそれだけです。

ゴリラは本能にしたがって行動します。

自分がやりたいと思ったことをやります。「失敗したらどうしよう」だとか、「まわりの人からどう思われるだろうか」などと思い悩むこともありません。

逆に、リスクやストレスを感じたり、恐怖を覚えたりするようなことからは本能的に距離を取ります。

つまり、もっとも合理的に〝正解〟を選択できるのです。

こだわりや偏見を捨て、「ゴリラならどうするか、生き延びるために何を選択するか」と、あなたの心の中のゴリラに問いかけるだけで、メタ認知につながるのです。

ここまで繰り返しご説明してきたように、人の思考は、思い込みや偏見、しがらみなどに縛られています。

失敗や迷いが生じたとき、そうしたことを認識したうえで「外的な要因が関係していないか」「自分のこだわりで選択肢を減らしていないか」と客観的に考えること、つまり、**ゴリラ目線で考えてみることで、合理的な選択を行えるようになる**のです。

それが、「ゴリラ式メタ認知トレーニング」なのです。

この本の冒頭では、ゴリラをより強くイメージするために、皆さんにゴリラの絵を描い

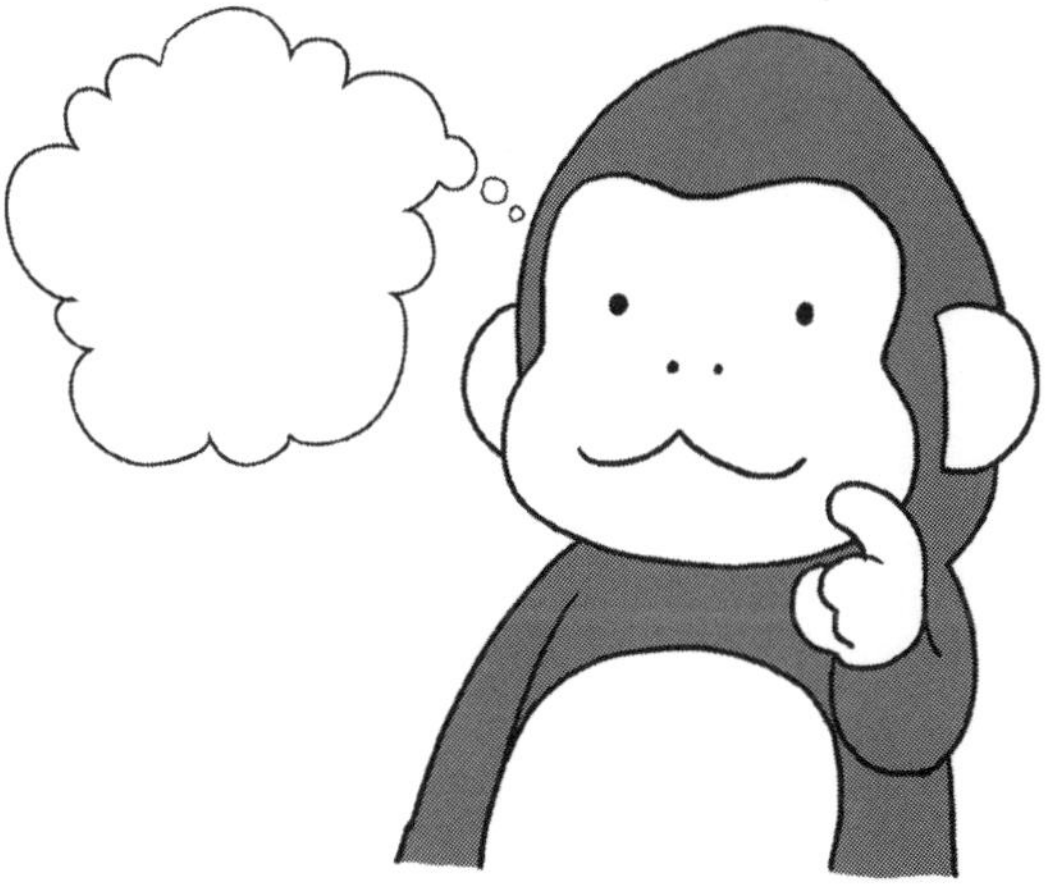

てもらいました。
では今度は、そのゴリラの絵に、吹き出しを描いてみてください。
大きさやカタチはどのようなものでもOKです。
こうして吹き出しを描き加えることで、あなたのゴリラに「会話」のイメージをつけ加えます。

今後、皆さんが悩んだり、ツラいと思うことに出会ったりしたときには、このゴリラに話しかけ、ゴリラと会話するイメージを持ってみてください。

たとえば、

「あした会社に行くのがツラいなぁ……」

と考えたとしましょう。

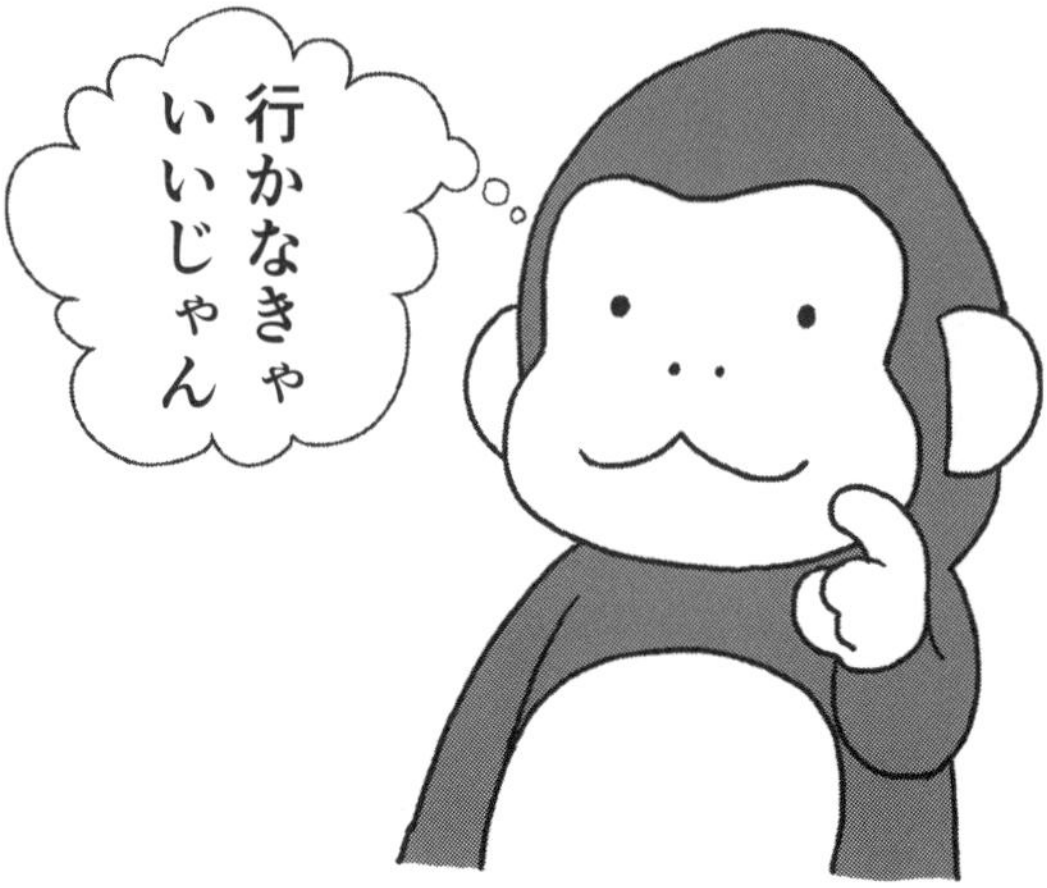

このとき、これを自分一人で考えているのではなく、あなたのゴリラに話しかけてみたとしたら、ゴリラは何と答えるでしょうか？

ゴリラならきっと、上の図のようにシンプルに答えるのではないでしょうか。

「それは飛躍しすぎ！」と思うかもしれません。

しかし、発想を飛躍させ、自分をまったく別の視点から見るためには、ふだん思考の外に置いているような「批判的な思考」を持つ必要があります。

そもそも、なぜあなたは明日会社に行かなければならないのでしょうか？

お金のため、家族のため、生活のため、さまざまな理由があるでしょう。

しかし、それは本当に会社に行かなければならない理由なのでしょうか？

もちろん、お金があったほうがいいのは確かです。

しかし、仕事で精神を病んでしまっては、結局お金は手に入らないのではないのでしょうか？

家族のために働いているあなたは、本当に偉いと思います。

でも、家族はあなたに、身体を壊してまで今の仕事にかじりついて欲しいと思っているでしょうか？

生活のためには仕事は必要です。

けれど、その生活を続けるためには、今の会社に行く以外の選択肢はありませんか？

ゴリラ式メタ認知とは、「気づき」を増やすことでもあります。

人間は、ストレスフルな状況下にあると、自ら選択肢を削ってしまいます。

その削ってしまった選択肢をあらためて見つめ直し、あらたな「気づき」を増やすため、あえて自分とはもっとも遠い選択肢と向き合ってみましょう。

そして、自分の本来の「人生の目的」について考える時間を作ってみましょう。

わたしたちは、偏見やしがらみでつくられた「自分ルール」を意識しすぎるあまり、「なぜ?」と問いかけてみる時間が少なくなっています。

たとえ嫌なことがあっても、その状況に慣れてしまうと、「そういうものだから、仕方ない」と無意識に自分ルールを作ってしまい、どんどん感覚が麻痺していきます。

しかし、「なぜ、明日会社に行きたくないのか?」「なぜ、今の仕事を続けていくのか?」と、自己問答して自分の人生の目的を明確化することが、安定した精神状態、「鋼のメンタル」に近づくことにつながるのです。

もし、明日会社に行くのがツラかったとしても、「目的にたどり着くためだ」「ゴールに向かって進んでいるんだ」と実感できるようになるだけで、会社に行くこともほんの少しだけラクに感じられるようになるはずです。

「自分の人生に『目的』なんて大層なものはない」と思う人も多いかもしれません。

ですが、この「目的」というのは、「夢」と言い換えてもいいし、「願望」と言い換えてもいいのです。要は、「自分が一番欲しいもの」を考えればいいのです。

「ずっとダラダラ生活したい」というのも立派な「人生の目的」ですし、「人に愛されたい」「普通の人になりたい」「有名になりたい」など、さまざまな目的があるでしょう。

どんなものでもいいので、自分の本当にしたいと思うことを「人生の目的」と設定してみると、人生には「価値」が生まれるのです。

もし、ずっとダラダラ生活することが自分の人生の目的なら、今の仕事を続けることが目的達成のための最短距離でしょうか？

あなたの考えるダラダラした生活とは、どのような生活なのでしょうか？

日常にあたらしい視点をつくる、自分の現況を批判的に見る視点をつくるための「きっかけ」を増やすことこそ、ゴリラ式メタ認知なのです。

まずは、自分が今悩んでいることについて、ゴリラに尋ねてみてください。

さあ、あなたのゴリラは何と答えるでしょうか？

- 「こんなときゴリラならどうするだろう？」と考えるのが「ゴリラ式メタ認知」。
- ゴリラは本能にしたがってもっとも合理的な〝解〟を出せる。
- 「人生の目的」を明確化すると、人生に価値が生まれる。

STEP 2
「メタ認知」は「エビデンス」が命である

さて、STEP1では、何か悩んだときにはゴリラに聞いてみるという、「ゴリラ式メタ認知」の方法をお伝えしました。

このゴリラ式メタ認知によって「ゴリラ思考」ができるようになると、何かを考える際の**〝視点〟を、自分から切り離すことができる**ようになります。

自分から視点を切り離すことができれば、結果的に「全体を見る能力」を養うことができるようになるのです。

「ゴリラ思考」は、ふだんの自分なら絶対にしないような正反対の考え方をして、あらたな気づきを増やす思考法です。

より合理的な選択をするためには、広い視野を手に入れる必要があります。視野を広げるためには自分の意見だけでなく、客観的な知識が必要です。

知識を蓄え視野を広げることが、〝メタ認知を鍛える〟ことにつながるのです。

そして、メタ認知を鍛えるために身につける知識のことを、「メタ認知的知識」と呼びます。

ゴリラ思考で自分と対極に位置する合理的思考を身につけたあとは、その思考を補強するためのメタ認知的知識を蓄え、鍛えていく必要があるのです。

人間が動物よりも賢いと言われるのはどうしてでしょうか?

それは、人間だけが地球で唯一、「未来予知能力」を持っているからです。

他の動物たちは自分自身やまわりの経験から学ぶことはできますが、それ以上のことはできません。人間だけが「根拠」から行動の選択を行うことができるのです。

微分方程式の解は、電子の存在を確率分布で教えてくれます。

文献的根拠の積み重ねは、人間に行動選択の幅を広げてくれます。

確率論と期待値が、わたしたちの将来に対する予測を与えてくれます。

わたしたち人間だけが、客観的根拠から未来を予測するという〝特殊能力〟を持ちます。

これこそ、他の動物が真似できない、人間だけが持つ究極の危険察知能力なのです。

この未来予知能力を高めるためには、**根拠となる「メタ認知的知識」の積み重ねが必要になるのです。**

皆さんは子どものころから、「本を読みましょう。本を読むと頭がよくなりますよ」と教えられてきたことと思います。

ここでいう〝頭のよさ〟とは、単純な知能指数（ＩＱ）の話ではなく、客観的な価値観やデータを取り入れられるといったメタ認知能力のことを指します。

メタ認知的知識を積み重ねるためには「知りたいことについて情報を集める」という作業をしながら、知識を増やしていくことが必要になります。

知識が増えていくと、自分の行動や考え方に自信が持てるようになっていきます。

自分の考えや選択に不安を感じたとしても、蓄積されたデータや知識が自分に〝根拠〟を与えてくれ、それが自信につながるからです。

たとえ他人から批判されたとしても、そこに根拠が見出せなければ、「根拠のない話」として片づけてしまえばいいのです。

では、具体的に、そうした知識はどのように身につけていけばいいのでしょうか？

ポイントは二つあります。

一つめのポイントは**「批判的に読むクセをつける」**ことです。

たとえば『薬のいらない病気の治療』という本を読もうとしたとします。

このとき、メタ認知的知識を積み重ねるためには、

「薬のいらない治療なんて本当にあるのか？」

「そもそも病気の治療にはなぜ薬が必要なのか？」

と批判的に考えながら読むのが効果的です。なぜなら、そうするだけで、肯定的な視点と否定的な視点、二つの視点からの情報を得ることができるからです。


人間は、能動的に得られる情報は〝正しい〟と考えてしまう傾向があります。

つまり、読書するという能動的な行為によって得られた情報は、無条件にその内容を肯定したくなってしまうのです。

本や新聞、ニュースなどから上手に情報を得るためには、まず、

「その情報は本当に正しいのか？」

「一般論として成り立つのか？」

などと批判しながら読むクセをつけましょう。

もちろん、それはこの本についても同じです。

「『鋼のメンタル』なんて本当に手に入るのか？」

「『ゴリラ式メタ認知』なんて、本当に効果的なのか？」

このように、ぜひ〝批判的思考〟を持ちながら読んでみてください。そして、もし疑わしい部分が出てきたら、その部分は自分でさらに調べてみてください。そうすると、より効果的に知識を身につけることができるようになります。

二つめのポイントは**「エビデンスを重視するクセをつける」**ことです。

情報には、その情報を発信する側の〝主観〟が必ず混じります。

主観が混じること自体は悪いことではありませんが、〝正しい〟情報なのかどうかについては、あなた自身で精査しなければなりません。その際は、〝きちんとした根拠（エビデンス）があるかどうか〟を判断基準にして考えるとよいでしょう。

そして、その情報に、たとえ根拠があったとしても、〝根拠の質の高さ〟についても確認する必要があります。

たとえば、医療の分野では、エビデンスの質については明確な区別があります。おなじ「研究論文」であっても、その情報の「質の高さ」には段階的な基準が設けられ、医療関係者の間の共通認識となっています。

たとえどれほど著名な専門家の意見であったとしても、あくまで個人の意見や見解に過ぎない場合は、エビデンスレベルの低いものとして判断されます。

根拠を補強する内容は、どれだけのケースを評価したものか、また、各ケースのバイアス（偏見）はないかなどと再評価する必要があるのです。

これらの二つのポイントを心がけるようにすると、自然と情報の受け止め方も変わってきます。そして、根拠に裏打ちされた「メタ認知的知識」をどんどん積み重ねていくことができるようになります。

わたしたちは情報の渦のなかで生きています。

そんな世界だからこそ、流れてくる情報をただ受け止めるだけでなく、積極的にあたらしい知識を獲得しつつ、確実なものだけを身につけていくことで、メタ認知能力をぐっと引き上げていくことができます。

そしてそのことが、さまざまな情報に惑わされず、自信を持って前を見据え、進んでいく原動力になるのです。

ぜひ、あなたのゴリラと一緒に、エビデンスについて考えてみてください。

この節のまとめ

- ゴリラ思考のあとは、メタ認知的知識を増やそう。
- メタ認知的知識を増やすためには、「知りたい」気持ちを大切にしよう。
- 情報はまず批判的に受け止め、エビデンスの質にもこだわろう。
- メタ認知的知識が積み重なれば、迷わずに前に進めるようになる。

STEP 3

「メタ認知」は「筋トレ」である

突然ですが、皆さんは筋トレしてますか?

日本はいま、空前の筋トレブームです。じつはわたしも地道にトレーニングをしています。その結果、少しずつ筋肉がついてきました。

筋トレは、やればすぐに効果が出るものではなく、少しずつでも繰り返し続けることによって、徐々に結果が目に見えるようになっていきます。

メタ認知トレーニングも、筋トレのように繰り返し続けて行うことで、堅実でより安定した効果を発揮できるようになるのです。

人間の「認知の歪み」や「偏見」は、とても強いものです。

わたしたちは、本能的に、生まれたときから好奇心を持っており、あたらしいものを知りたいという欲求を抱く生き物です。

しかし、そのまっさらな好奇心も、成長するにつれ、偏見やしがらみによって歪められてしまいます。

歪みの修正は、年月を経るごとに難しくなっていきますが、地道ながらも堅実なトレーニングを継続することで、少しずつ改善していくことが可能です。

可能どころか、少しずつゆっくりと時間をかけて行っていくことこそが、じつはもっとも効果的なのです。

「間隔反復」と呼ばれる現象があります。

これは、集中型学習、いわゆる「一夜漬け」で得た知識よりも、反復練習を繰り返すことによって得た知識のほうが、学習の効果（記憶）が長続きするというものです。

この原理は、とくに医師や学者など、非常に多くの知識を長期間保たなければならない職業などで取り入れられています。

身近なものでは、フラッシュカードや単語帳で繰り返し学習することで、英単語やものの名前を覚えると、記憶が定着しやすく、後々までその知識を使いこなすことができるようになるといった例があります。

知識を記憶し、その記憶を長期間保って日常で使いこなせるようになるためには、シナプス（神経細胞同士の接続）で起きる発火作用（神経伝達物質やホルモンの移動）を操作していく必要があります。

心理学を勉強する人なら誰もが知っている、ドイツの心理学者ヘルマン・エビングハウス氏が行った有名な実験があります。

その実験は、不規則な単語を覚えてもらい、どのくらいの期間で忘れるかを評価したものですが、驚くべきことに、単語を忘れる速度に〝頭の良し悪し〟は関係なく、ほぼ一定であることが明らかとなっています。

左ページ上の図表は、忘れていく速度をグラフにしたもので、一般に「エビングハウスの忘却曲線」と呼びます。

ここで注目するべきことは、忘れる割合は時間と比例しないということです。初めの四時間で半分ほど忘れてしまい、そして、そのあとは変化が緩やかになっていきます。

さらに強調すべき点として、覚えている割合は時間が経つにつれ低下していきますが、割合がゼロに達するには一か月ほどかかるということです。

そして、左ページ下の図表のように、繰り返し反復して覚えていくことで、より覚えていられる割合が増えていき、正確な記憶として定着することがわかります。

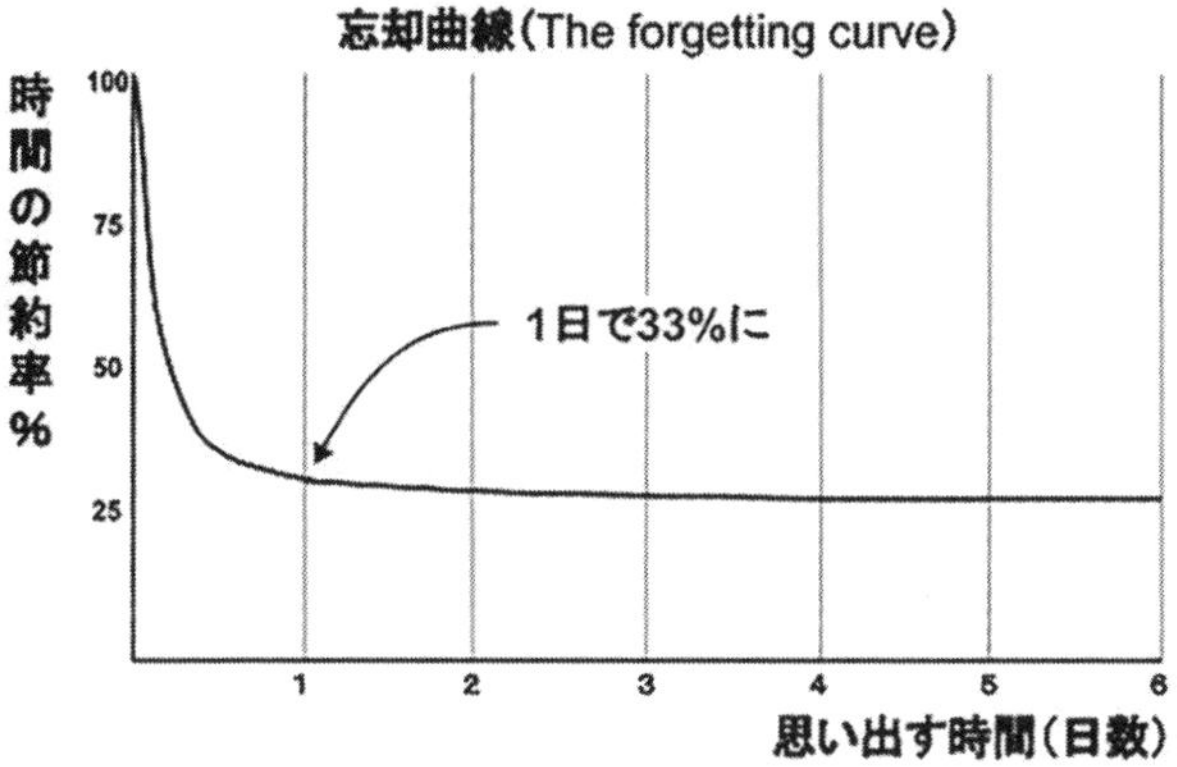
忘却曲線(The forgetting curve)
時間の節約率%
100
75
50
25
1日で33%に
1
2
3
4
5
6
思い出す時間(日数)

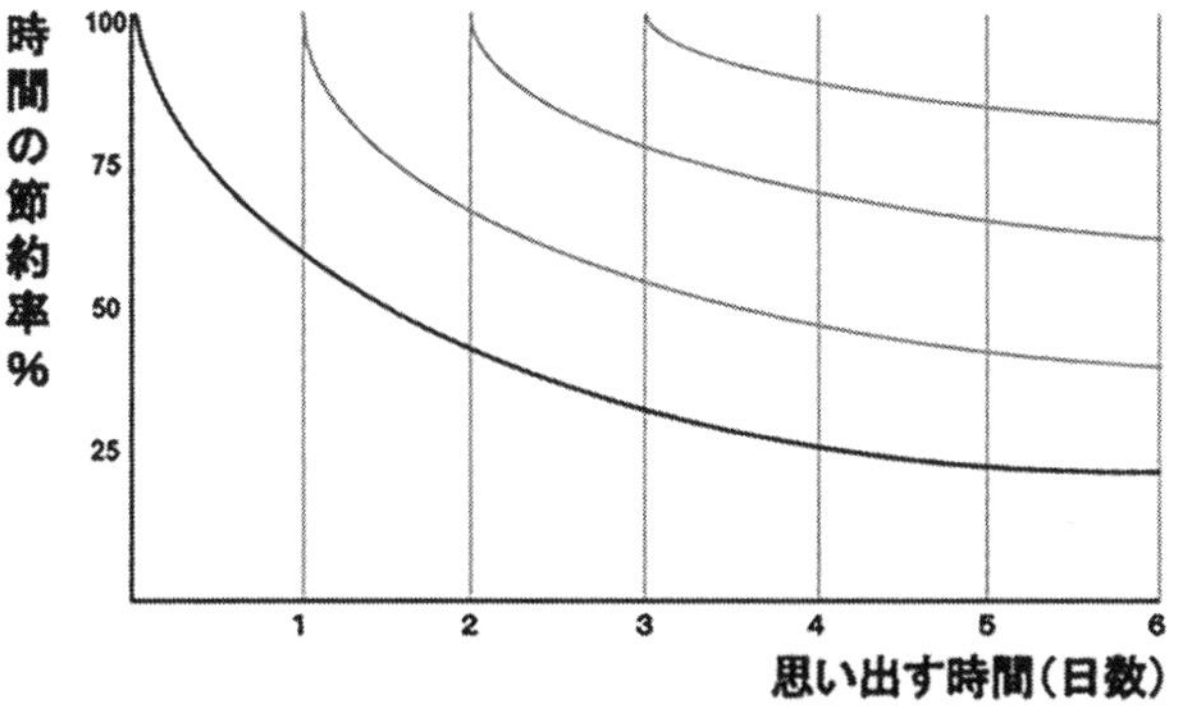
時間の節約率%
100
75
50
25
1
2
3
4
5
6
思い出す時間(日数)

この記憶法は、脳のシグナル伝達を増やし、記憶が定着しやすいように脳のカタチをも変えてしまうほどの力を持つことも明らかにされています。(21)

人が持つ莫大な情報や知識を生活に活かすためには、こうした地道な作業により、記憶として定着させる行為がとても重要なのです。

したがって、ゴリラ式メタ認知を体得するためには、筋トレのような継続的なトレーニングがもっとも効果的ということになります。少なくとも一か月以上のスパンを空けずに、繰り返し行うことが望ましいでしょう。

悩んだり、困ったりしたことが出てきたら、そのたびに、まずはゴリラに尋ねてみるということをクセづけて、条件反射的に行えるようになるといいと思います。

さらに、ゴリラ式メタ認知をより実践的なモノにするためには、一つのことで長時間悩みすぎずに、自分が「なぜ?」と**疑問に思うことを並列で考える**ことが有効です。

一つの悩みや考えごとに集中しすぎてしまうと、集中力が限界を迎えてしまうばかりか、「なぜ?」と疑問に思う事柄を考える機会や、あらたな「気づき」を得る機会を逃してしまうことにもなります。

また、さまざまな疑問によって、知識をつなぎあわせたり、記憶を積み重ねたりしやすくなり、脳への定着力がぐんと上がります。

知識を関連させて覚えるためにも、共通点が多い事項をまとめて覚えるようにすると、一つのことだけに悩み続けるよりもずっと効果的なのです。

〝メタ認知は筋トレ〟です。ゴリラと一緒に地道なトレーニングを続け、ぜひ効果的に身につけていってください！

この節のまとめ

- メタ認知トレーニングは「筋トレ」と同じ。継続的なトレーニングで効果的に身につけられる。
- 記憶を定着させるためには、反復練習が重要。また、まとめて覚えたほうが効果的。
- 悩みが解決しないときは、ひとつのことに悩みすぎず、あえて別の悩みを考えてみよう。

STEP 4

前に進むために休もう

ゴリラ式メタ認知の最後のステップは**「成長する休み方」**です。

休むことをわざわざステップに組み込んだのは、**「能動的に休む」ことが非常に重要であり、何よりもっとも難しいことだから**です。

矛盾しているように聞こえるかもしれませんが、わたしたちが**学習したり、ものごとの理解を深めたりするためには、リラックスする時間を取ることがとても重要**です。

人間の頭がいちばん効率的に動いているのは、そのことについて考えているときではなく、一時的に考えることをストップして、ほかのことをしていたり、別のことを考えたりしているときなのです。

しかし、この「何もしない時間」を確保するというのは、現代社会を生きるわたしたちにとって、とても難しいことです。

今や、スマートフォンがあればいつでもどこでも情報を得ることができます。メールやメッセージの確認をはじめ、好きな歌手や芸能人のブログを見たり、テレビや動画を観たり、本を読むことだってできます。

スマートフォンの普及により、社会は格段に便利になりましたが、同時に「何もしない時間」という、人間の脳の成長にもっとも必要なプロセスが忘れ去られてしまっているように思います。

「『何もしない時間』なんて無駄だ」と考える人もいるかもしれません。

しかし、「情報にさらされず黙想する時間」は、学習効果を高めるだけでなく、人間の脳をクリエイティブにし、問題解決能力を高め、人を幸福に導く力まで持つことが科学的に証明されているのです。

カリフォルニア大学統合神経科学センターのローレン・フランク氏が行った研究によると、ネズミに迷路を解かせる実験において、一度迷路を解き終えたネズミは、その後の休

息中、脳内で自動的に迷路での体験をリプレイしていることが明らかになりました。（22）

そして、休息を終えたネズミに再度同じ迷路を解かせると、一度目よりもずっと速くゴールに到達できたといいます。

一方で、迷路を解き終えたあと、休息をさせずに、すぐに再び同じ迷路を解かせたネズミは、一度目よりもゴールに到達するのに時間がかかってしまったそうです。

このことから、生物が脳を使って**学習する際には、熱心に勉強すること以上に、〝脳を弛緩させる〟ことが必要である**ということがよくわかります。休息をさせることによって、脳内のシナプス同士をつなげているのです。

とくに、ものごとを深く理解するためには、脳を深いリラックス状態に置くことが重要になります。また、適度な昼寝や睡眠も、脳内の知識を整理し、この種の理解をもたらすことに役立ちます。

フランク氏も、より深い学習や理解のためには、せめて一五分間の何もしない時間を意図的に作ることが重要だと述べているように、がむしゃらに学習し続けていても、効果的な結果は得られないのです。

もし、「何もしないこと」に耐えられなかったり、苦痛に感じたりしてしまう人は、公園など自然が多くリラックスできる場所を散歩したり、掃除や皿洗いといった単純作業を行ったりすることが推奨されています。

「能動的に休む」ということは、学習のためだけでなく、アイデンティティの確立やモチベーションの回復のためにも重要です。

ゴリラだって、疲れたらすぐに休みます。

ゴリラよりも鈍感な人間は、疲れを感じる前に、意識的に休むクセをつけたほうがいいかもしれません。

こうしたことも含め、休息はメタ認知確立のために必要不可欠なプロセスなのです。

この節のまとめ

- 休息は効果的な学習や仕事のために重要なプロセス。
- 能動的に休むには「何もしない時間」が必要。「何もしない」時間に、脳は知識や経験を整頓している。
- メタ認知確立のために、疲れを意識する前に休もう。

「ゴリラ式メタ認知」の本質――あとがきにかえて

さて、ここまでＳＴＥＰ０～４までのトレーニング法について紹介してきました。
振り返ってみると、

ＳＴＥＰ０．**ゴール**をはっきりさせて――
ＳＴＥＰ１．**ゴリラ思考**で客観視して――
ＳＴＥＰ２．思考を**エビデンス**で補強と評価して――
ＳＴＥＰ３．**筋トレ**のように繰り返して――
ＳＴＥＰ４．能動的に**休む**。

というプロセスです。

このトレーニング法は、グロービスＭＢＡクリティカル・シンキングやメタ認知トレーニング（**ＭＣＴ**）といった書籍や論文を参考にして作成しています。

いずれもビジネスの世界や精神疾患への治療法として利用されており、世界をより良くするために有益な考え方であるとされています。(23)

メタ認知とはさまざまな思考法や考え方の基礎であり、客観的に自分を正しく評価するための技術として徐々に認知されてきています。

この本で語った「ゴリラ式メタ認知」は、いわばメタ認知について理解するための入門編です。

「客観的な視点で自分を見る」という本質を軸に、数多くのメタ認知についての情報が存在し、たくさんの人の生活に貢献しています。

この本をきっかけに、「メタ認知」という素晴らしい技術に興味を持っていただき、ほんの少しでも皆さんの幸せに貢献できたのであれば、心から嬉しく思います。

さて、あらためてですが、わたしがなぜゴリラ式メタ認知について、皆さんにお伝えしようと思ったのでしょうか?

わたしはつね日頃から精神科の医師として、多くのストレスを抱えた方や、精神疾患を抱える方と向き合っています。

精神疾患の治療は、それぞれの患者様により抱えているストレスや悩みが異なるため、もはや一つの思考法やロジック、理論では対処ができません。

また精神科では、睡眠薬や抗うつ薬など、多くの薬が治療に用いられていますが、薬だけではどうしても治療しきれない患者様も多いのです。


そんなとき、「メタ認知」という考え方に触れ、わたしは溜飲が下がる思いがしました。メタ認知の考え方は、これまで対応しきれなかった患者様のメンタルヘルスケアに非常に有用であることがわかったからです。

実際に臨床の場では、「鏡を見ても、自分の姿が正確に見えない」という人が予想以上に多いものです。自分を客観視できないことが、メンタルに多大な影響を及ぼしているのです。


さらに勉強するにつれ、この「メタ認知」は、仕事にも勉強にもスポーツにも使え、究極的には〝アイデンティティの確立〟にも有効であることがわかりました。

そこで、一人でも多くの方にこのメタ認知をお伝えし、幸せな人生に貢献できればと思ったのです。

しかし、「メタ認知」というものは技術であり、習得にはそれなりのトレーニングが必要です。また、理解はできても実践は難しいという問題点もあります。

そこで、多くの人の興味を引き、かつわかりやすい伝え方を考えて、たどり着いた答えこそが――

「ゴリラ様のお力をお借りする」

という発想でした。

ゴリラはわたしたち人間にとって、とても身近な生き物です。

わたしたちと同じく悩み、苦しみ、それでも群れをつくって生きるしかない彼らは、わたしたちにとてもよく似ています。

そんな彼らのことを知り、理解し、頭の中でイメージするという作業こそが、客観視という技術につながるのではないか。そして、〝自分のゴリラ〟という、心の中のイメージに寄り添いながらトレーニングを行うことで、自分のメンタルも癒すことができるのではないか。そう確信し、多くの賛同をいただいた先生たちのおかげもあり、この本の執筆に至りました。

この本の目的は、ゴリラを通してメタ認知をマスターし、鋼のメンタルを身につけることです。

そのために、ここまでステップを踏んでご説明を重ねてきました。

しかし、鋼のメンタルを手に入れるためのトレーニングは、**じつはまだ完了していません。**

この本ではここまで、メタ認知を理解するための〝基礎〟について学んでいただきました。

しかし、メタ認知を完全にマスターするためには、**「あなた一人の力だけでは不十分」**なのです！

トレーニングの最後は、

「メタ認知」を理解することで、あなたの周囲の大切な人や、愛する人を意識することです。

ゴリラ式メタ認知の本質は、メタ認知というツールに「気づき」、日常生活の中で、周囲の人々を「意識」してもらうための、いわば**ゲートウェイ（gateway／入口）**となることだったのです。

つまり、こういうことです。

メタ認知の基礎を意識することで、自分を客観視するクセがつきます。

そして、メタ認知的思考とエビデンスの蓄積により、人と会話したり、自分の意見を主張したりするための自信を徐々につけていくことができます。

自分とは異なった価値観に触れ、猜疑心を捨てて心を通わせることによって、本当の意味で「メタ認知」をマスターすることができます。

他者とのかかわりや交流が、メタ認知を完全なものにし、あなた自身の人生に幸福を与えてくれるのです。

「幸せとはなにか？」

という問いには、もちろん人それぞれの答えがあるでしょう。

しかし、ハーバード大学で行われた、七五年にもわたる大規模な研究「Grant Study」（〝何が人間を幸せにするのか？〟）によると、「人間の幸福には『あたたかい人間関係』こそが、もっとも重要な要素である」と結論づけられています。(24)

人は、どれほど立派で聡明な人物であっても、一人では幸せにはなれないのです。

繰り返しになりますが、この本の目的は「メタ認知」によって「鋼のメンタル」を手に入れることです。

このゴリラ式メタ認知をキッカケに、より深く周囲の人とかかわることができるようになり、他人とのコミュニケーションに困難を感じる人が減ってくれればと願っています。

メタ認知というツールによって身につけられる本質、究極的な結論は、「大切な人を見つけること」です。

それが、真の意味での「鋼のメンタル」を作ることになるのです！

最後に、先述の「Grant Study」を行ったジョージ・ヴァイラント氏の言葉を紹介したいと思います。

"Happiness is love. Full stop."（幸せとは、愛。ただそれだけ。）

「幸せ」の答えは、非常にシンプルなのです。

謝辞

本書を出版するにあたり、国内外の医療にかかわるすべての方々に、あらためて感謝の意を表します。

本書では、PubMedといった無料検索エンジンを使用し、わたしの理論や考えを補強していただける海外論文や研究結果を意図的に数多く引用しています。その理由は、「メタ認知」は、著者だけでなく、世界中で多くの医療従事者が議論し、運用して得られたエビデンスと実践的ノウハウの集大成だと考えているからです。「ゴリラ式メタ認知トレーニング」が著者の独りよがりの発想ではなく、医療にかかわる多くの方々の成果物のひとつである、という意見を汲み取って読んでいただければうれしいです。

また、出版という得難い機会をいただきましたぱる出版の岩川実加さんに感謝申し上げます。そして、これほどまでに雑多なコンテンツを見事に構成していただいた西岡亜希子さん、カバーイラストを描き下ろしてくださった、尊敬する漫画家の空知英秋先生やご理解をいただいた集英社の皆さんにも深く御礼申し上げます。

何より、わたしの思考を変え、人生を変えたメタ認知との出会いを与えてくれた、アメリカの発達心理学者ジョン・H・フラヴェル氏にあらためて敬意を表します。メタ認知というものを知らなければ、わたしはきっと医師はおろか、これほどまっすぐと成長し、本書を出版することもなかったでしょう。

そして、執筆を続けるわたしのとなりで支え続けてくれたゴリラ様にも深謝します。

また、執筆に際し、さまざまな指導、査読をいただいた先生方にも感謝いたします。ときにやさしく、ときに厳しい指導で、成長するチャンスをたくさんいただきました。

さらに、ツイッターやフェイスブック、インスタグラムやYouTubeなどでわたしとつながり、活動を応援してくださっている全国の皆さん、何度も心が折れそうになったときに温かく支えてくださったことを感謝申し上げます。

最後に、わたしの本を手に取ってくださり、本当に最後の最後までお付き合いくださった〝あなた〟に最大限の感謝を申し上げます。

ありがとうございました。

注・コラム注・参考文献

注

（1）https://twitter.com/sodium/status/790864906518011904

（2）Sarah L Canham, Hagit Peres, Norm O'Rourke, David B King, Annette Wertman, Sara Carmel, Yaacov G Bachner, Why Do Holocaust Survivors Remember What They Remember?, *The Gerontologist*, Volume 57, Issue 6, December 2017, Pages 1158–1165, https://doi.org/10.1093/geront/gnw131

（3）The road to resilience: American Psychological Association

（4）令和元年版　子供・若者白書（全体版）：特集1　日本の若者意識の現状～国際比較からみえてくるもの～

（5）Boothby, E. J., Cooney, G., Sandstrom, G. M., & Clark, M. S.（2018）. The Liking Gap in Conversations: Do People Like Us More Than We Think? Psychological Science, 29（11）, 1742–1756. https://doi.org/10.1177/0956797618783714

（6）Kruger, Justin, Dunning, David: Unskilled and unaware of it: How difficulties in recognizing one's own incompetence lead to inflated self-assessments: *Journal of Personality and Social Psychology, 77*（6）, 1121–1134.

（7）MatthewMotta, TimothyCallaghan, StevenSylvester: Knowing less but presuming more: Dunning-Kruger effects and the endorsement of anti-vaccine policy attitudes: Social Science & Medicine: Volume 211, Pages 274–281: 2018

（8）Max Rollwage, Raymond J. Dolan, Stephen M. Fleming: Metacognitive Failure as a Feature of Those Holding Radical Beliefs: Current Biology: VOLUME 28, ISSUE 24, P4014–4021. E8, 2018

（9）#StatusOfMind: Social media and young people's mental health and wellbeing: RSPH and the Young

Health Movement: In May 2017

(10) D. Kimhy, N. Tarrier, S. Essock, D. Malaspina, D. Cabannis & A. T. Beck (2013) Cognitive behavioral therapy for psychosis – training practices and dissemination in the United States, Psychosis, 5:3, 296–305, DOI: 10.1080/17522439.2012.704932

(11) Morrison Robin E., Groenenberg Milou, Breuer Thomas, Manguette Marie L, Walsh Peter D: Hierarchical social modularity in gorillas 286 *Proc. R. Soc. B*: http://doi.org/10.1098/rspb.2019.0681

(12) Thomas H. Holmes, Richard H. Rahe: The social readjustment rating scale: Journal of Psychosomatic Research: Elsevier: August 1967

(13) Sweeny, K, Dooley, MD. The surprising upsides of worry. Soc *Personal Psychol Compass*. 2017; 11:e12311. https://doi.org/10.1111/spc3.12311

(14) Lucas S. LaFreniere, Michelle G. Newman, Exposing Worry's Deceit: Percentage of Untrue Worries in Generalized Anxiety Disorder Treatment, Behavior Therapy, 2019, ISSN 0005-7894, https://doi.org/10.1016/j.beth.2019.07.003.

(15) Elizabeth J. Krumrei-Mancuso, Megan C. Haggard, Jordan P. LaBouff & Wade C. Rowatt (2019) Links between intellectual humility and acquiring knowledge, The Journal of Positive Psychology, DOI: 10.1080/17439760.2019.1579359

(16) Couchman, J. J., Coutinho, M. V. C., Beran, M. J., & Smith, J. D. (2010). Beyond stimulus cues and reinforcement signals: A new approach to animal metacognition. *Journal of Comparative Psychology, 124* (4), 356–368. https://doi.org/10.1037/a0020129

(17) 参考文献：Anders Ericsson, Robert Pool『Peak: Secrets from the New Science of Expertise (English Edition)』Eamon Dolan/Houghton Mifflin Harcourt; 一版 (2016/4/5)

(18) Hambrick, Zach & Altmann, Erik & Oswald, Frederick & Meinz, Elizabeth & Gobet, Fernand & Campitelli,

Guillermo.（2014）. Accounting for expert performance: The devil is in the details. Intelligence. 45. 112–114. 10.1016/j.intell.2014.01.007.

(19) Macnamara, B. N., Hambrick, D. Z., & Oswald, F. L.（2014）. Deliberate Practice and Performance in Music, Games, Sports, Education, and Professions: A Meta-Analysis. Psychological Science, 25（8）, 1608–1618. https://doi.org/10.1177/0956797614535810

(20) Alimujiang A, Wiensch A, Boss J, et al. Association Between Life Purpose and Mortality Among US Adults Older Than 50 Years. *JAMA Netw Open*. 2019;2（5）:e194270. doi:https://doi.org/10.1001/jamanetworkopen. 2019. 4270

(21) Smolen, P., Zhang, Y. & Byrne, J. The right time to learn: mechanisms and optimization of spaced learning. *Nat Rev Neurosci* 17, 77–88（2016）doi:10. 1038/nrn. 2015.18

(22) Karlsson, M., Frank, L. Awake replay of remote experiences in the hippocampus. *Nat Neurosci* 12, 913–918（2009）doi:10. 1038/nn. 2344

(23) Eichner C, Berna F. Acceptance and Efficacy of Metacognitive Training（MCT）on Positive Symptoms and Delusions in Patients With Schizophrenia: A Meta-analysis Taking Into Account Important Moderators. *Schizophr Bull*. 2016;42（4）: 952–962. doi:10. 1093/schbul/sbv225

(24) 参考文献: George E. Vaillant『Triumphs of Experience: The Men of the Harvard Grant Study』Belknap Press; 1 edition（October 30, 2012）

コラム注

(①) 堤明純『労働者の収入とメンタルヘルス』第62巻第11号「厚生の指標」２０１５年９月

(②) Daniel Kahneman, Angus Deaton.High income improves evaluation of life but not emotional well-being,

Proceedings of the National Academy of Sciences Sep 2010, 107 (38) 16489–16493; DOI: 10. 1073/pnas. 1011492107

(③) Pool LR, Burgard SA, Needham BL, Elliott MR, Langa KM, Mendes de Leon CF. Association of a Negative Wealth Shock With All-Cause Mortality in Middle-aged and Older Adults in the United States. *JAMA*. 2018;319 (13) :1341–1350. doi:https://doi.org/10.1001/jama.2018.2055

(④) Jaremka LM, Fagundes CP, Peng J, et al. Loneliness promotes inflammation during acute stress. *Psychol Sci*. 2013;24 (7) :1089–1097. doi:10.1177/0956797612464059

(⑤) Holt-Lunstad, J., Smith, T. B., Baker, M., Harris, T., & Stephenson, D. (2015). Loneliness and Social Isolation as Risk Factors for Mortality: A Meta-Analytic Review. *Perspectives on Psychological Science, 10* (2), 227–237. https://doi.org/10.1177/1745691614568352

(⑥) J. David Creswell, Adrienne A. Taren, Emily K. Lindsay, Carol M. Greco, Peter J. Gianaros, April Fairgrieve, Anna L. Marsland, Kirk Warren Brown, Baldwin M. Way, Rhonda K. Rosen, Jennifer L. Ferris, Alterations in Resting-State Functional Connectivity Link Mindfulness Meditation With Reduced Interleukin-6: A Randomized Controlled Trial, Biological Psychiatry, Volume 80, Issue 1, 2016, Pages 53–61, ISSN 0006–3223, https://doi.org/10.1016/j.biopsych.2016.01.008.

(⑦) VERONIKA ENGERT, BETHANY E. KOK, IOANNIS PAPASSOTIRIOU, GEORGE P. CHROUSOS, TANIA SINGER, Specific reduction in cortisol stress reactivity after social but not attention-based mental training, Science Advances 04 Oct 2017:Vol. 3, no. 10, e1700495, DOI: 10.1126/sciadv.1700495

(⑧) Caballero, C., Scherer, E., West, M.R., Mrazek, M.D., Gabrieli, C.F.O. and Gabrieli, J.D.E. (2019), Greater Mindfulness is Associated With Better Academic Achievement in Middle School. Mind, Brain, and Education, 13: 157–166. doi:10.1111/mbe.12200

(⑨) Van Dam, N. T., van Vugt, M. K., Vago, D. R., Schmalzl, L., Saron, C. D., Olendzki, A., … Meyer, D.

E. (2018). Mind the Hype: A Critical Evaluation and Prescriptive Agenda for Research on Mindfulness and Meditation. *Perspectives on Psychological Science, 13* (1), 36-61. https://doi.org/10.1177/1745691617709589

(⑩) Andrew C. Hafenbrack, Kathleen D. Vohs, Mindfulness Meditation Impairs Task Motivation but Not Performance, Organizational Behavior and Human Decision Processes, Volume 147, 2018, Pages 1-15, ISSN 0749-5978, https://doi.org/10.1016/j.obhdp.2018.05.001.

参考文献

・Ron Ritchhart, Mark Church, Karin Morrison『Making Thinking Visible: How to Promote Engagement, Understanding, and Independence for All Learners』Jossey-Bass; 1 edition（March 25, 2011）
・Saundra Yancy McGuire『Teach Students How to Learn: Strategies You Can Incorporate Into Any Course to Improve Student Metacognition, Study Skills, and Motivation』Stylus Publishing（October 13, 2015）
・Donna Wilson, Marcus Conyers『Teaching Students to Drive Their Brains: Metacognitive Strategies, Activities, and Lesson Ideas』Association for Supervision & Curriculum Development（July 1, 2016）
・John Dunlosky, Janet Metcalfe『Metacognition: A Textbook for Cognitive, Educational, Lifespan and Applied Psychology』SAGE Publications, Inc; 1 edition（September 24, 2008）
・Alejandro Peña-Ayala『Metacognition: Fundaments, Applications, and Trends: A Profile of the Current State-Of-The-Art（Intelligent Systems Reference Library Book 76）』Springer; 2015 edition（October 30, 2014）
・Peter C. Brown, Henry L. Roediger III, Mark A. McDaniel『Make It Stick: The Science of Successful Learning』Belknap Press: An Imprint of Harvard University Press（2014/4/14）
・Saundra Yancy McGuire『Teach Students How to Learn: Strategies You Can Incorporate into Any Course to

Improve Student Metacognition, Study Skills, and Motivation』Stylus Pub Llc（2015/10/13）
・Joëlle Proust『The Philosophy of Metacognition: Mental Agency and Self-Awareness』Oxford Univ Pr; Reprint 版（2016/1/30）

・『グロービス MBA クリティカル・シンキング』（改訂3版）ダイヤモンド社、２０１２年
・『岩波 仏教辞典 第二版』岩波書店、２００２年
・『ブッダのことば―スッタニパータ』岩波書店、１９５８年
・『広説佛教語大辞典』東京書籍、２００１年
・『総合佛教大辞典』法蔵館、１９８７年

いっちー（一林 大基　いちばやし・たいき）

1987年生まれ。学生時代はいじめに遭い不登校を経験しながらも「メタ認知」と出会い克服。

昭和大学にて重症例を含む様々な分野の診療を学びながら、うつ病に対する薬物治療、アルコール依存症への依存症プログラムや認知症サポート医として地域活動に貢献するなど幅広い疾患、ジャンルに対応する。

現在は、とある都市で、精神保健指定医、日本精神神経学会専門医として働きつつ、世界初のバーチャル精神科医として正しい精神疾患の知識を普及させることをライフワークとしている。

一方で、全国各地からSNS上に寄せられる様々な相談に答え、不登校や心の病、自殺などの問題に関わっている。2018年よりツイッターを開始。1年でフォロワーが2万人を突破（2019年12月現在）。

Twitter：https://twitter.com/ichiipsy
YouTube：https://www.youtube.com/channel/UCa243tTnp0x7z-eICuXeeeA?view_as=subscriber

○装丁・本文デザイン　精文堂印刷デザイン室
○カバーイラスト　空知英秋／集英社
○本文イラスト　エトオミユキ
○編集協力　西岡亜希子
○編集　岩川実加

鋼《はがね》のメンタルを手《て》に入《い》れる
ゴリラ式《しき》メタ認知《にんち》トレーニング

2020年2月28日　初版発行

著　者　いっちー
発行者　常塚嘉明
発行所　株式会社　ぱる出版

〒160-0011　東京都新宿区若葉1-9-16
03(3353)2835 — 代表　03(3353)2826 — FAX
03(3353)3679 — 編集
振替　東京　00100-3-131586
印刷・製本　中央精版印刷(株)

ISBN978-4-8272-1220-4　C0030